ÉTUDE

ANATOMIQUE, PHYSIOLOGIQUE ET CLINIQUE

SUR

L'HÉMICHORÉE

L'HÉMIANESTHÉSIE

ET LES

TREMBLEMENTS SYMPTOMATIQUES

Par le D' F. RAYMOND

Interne-Lauréat (médaille d'or) des hôpitaux de Paris
Membre de la Société de Biologie et de la Société anatomique

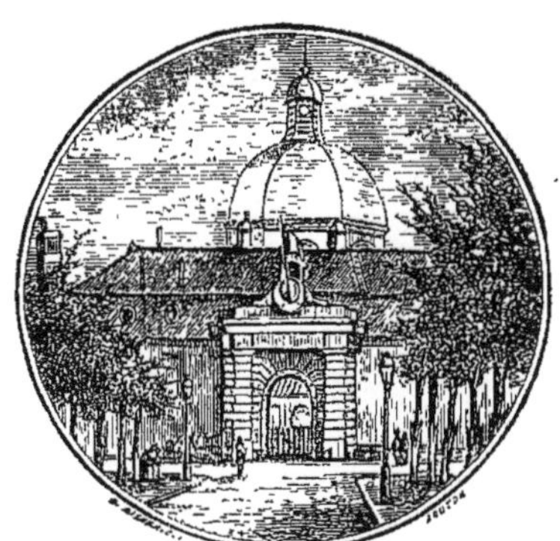

PARIS

Aux bureaux du PROGRÈS MÉDICAL, | A. DELAHAYE et Cᵗᵉ, Libraires-Éditeurs,
6, rue des Écoles. | place de l'École-de-Médecine.

1876

ÉTUDE

SUR

L'HEMICHOREE, L'HEMIANESTHESIE

ET LES

TREMBLEMENTS SYMPTOMATIQUES

ÉTUDE

ANATOMIQUE, PHYSIOLOGIQUE ET CLINIQUE

SUR

L'HÉMICHORÉE

L'HÉMIANESTHÉSIE

ET LES

TREMBLEMENTS SYMPTOMATIQUES

Par le Dr F. RAYMOND

Interne-Lauréat (médaille d'or) des hôpitaux de Paris
Membre de la Société de Biologie et de la Société anatomique.

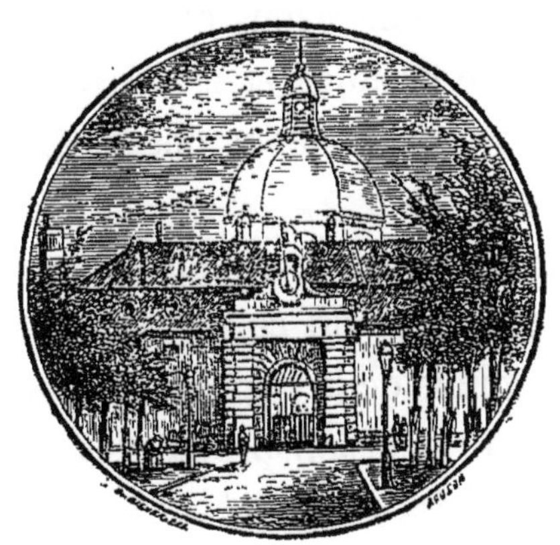

PARIS

Aux bureaux du PROGRÈS MÉDICAL, | **A. DELAHAYE et Cⁱᵉ, Libraires-Éditeurs,**
6, rue des Écoles. | place de l'École-de-Médecine.

1876

INTRODUCTION.

Pendant notre internat, nous avons pu, sous la direction de MM. Vulpian et Charcot, ces deux maîtres éminents qui ont fait faire de si grands progrès à la physiologie et à la pathologie du système nerveux, étudier quelques phénomènes symptomatiques des lésions cérébrales ou médullaires; nous avons eu, entre les mains, grâce à leur libéralité que nous n'oublierons jamais, de nombreuses observations; nous avons joint à ces documents, ceux qu'on rencontre çà et là dans les auteurs et les faits, de même ordre, que nous avons observés à la Pitié, dans le service de notre premier et si bienveillant maître M. Marrotte, ainsi que ceux qui nous ont été fournis par nos collègues et amis.

En raison même de la difficulté du sujet, nous croyons devoir présenter, au commencement de ce travail, quelques considérations sur l'anatomie de la région du cerveau qui renferme les organes, dont la lésion produit les phénomènes cliniques, *hémianesthésie, hémichorée, tremblements,* etc; d'ailleurs nous avons eu la bonne fortune, pendant notre année d'internat à la Salpétrière, d'assister au cours professé à l'Ecole de Médecine par M. Charcot, sur les *localisations dans les maladies cérébrales.*

Le chapitre principal est celui relatif à l'hémichorée; sa

description complète demande un exposé, au moins sommaire, des connaissances relatives à un autre symptôme, lié fréquemment au premier, l'*hémianesthésie*.

Le diagnostic ne peut être établi, sur des bases certaines, que par l'étude attentive des mouvements anormaux qui quelquefois se rencontrent dans les mêmes conditions pathologiques.

Dans le laboratoire de M. Vulpian et d'après ses conseils, nous avons cherché à contrôler expérimentalement quelques-uns des résultats acquis par la clinique; nous ne sommes point arrivé à une démonstration rigoureuse, indiscutable, mais ces faits expérimentaux n'en ont pas moins leur valeur

CHAPITRE PREMIER

Anatomie.

Les faits cliniques, contenus dans ce travail, demandent, pour être facilement exposés, la description anatomique préalable de quelques-unes des parties de la masse encéphalique.

De nombreuses recherches ont été faites, en France et à l'étranger, pour établir la connaissance précise des différentes régions du cerveau, et, en particulier, leur structure et leurs relations exactes, soit entre elles, soit avec la moelle, ou avec les nerfs qui en émanent ; les noms de Gratiollet, Foville, Longet, MM. Vulpian, Charcot, Broca, Luys, Huguenin, Meynert, etc., etc., sont associés à cette œuvre; tout récemment, M. Berger, à l'article *Cerveau* du *Dictionnaire encyclopédique*, et dans un travail publié dans les archives de physiologie, a résumé l'ensemble des travaux ayant trait à ce sujet ; mais, des connaissances nouvelles, dues surtout à l'histologie et à la physiologie pathologique, sainement interprêtées, viennent d'éclairer certains points restés obscurs : tout n'est pas dit, tant s'en faut, mais la méthode est sûrement trouvée.

Il est une partie bien délimitée du territoire cérébral, qui a le fâcheux privilége d'être le siége fréquent de l'hémorrhagie ou du ramollissement cérébral, comme l'ont prouvé les statistiques déjà anciennes de MM. Durand-Fardel, Andral, etc., et celles plus récentes de MM. Charcot et Bouchard ; ce territoire est celui des ganglions cérébraux (*couches optiques et corps striés*) et des parties qui les avoisinent ; c'est cette région des centres nerveux que nous aurons principalement en vue dans cette description.

Nous appliquerons à son étude, la méthode que les chirurgiens emploient en anatomie chirurgicale, méthode pour eux, si féconde en résultats, et qui, relativement à l'anatomie du cerveau, n'a pas une moins grande valeur.

Supposons un hémisphère cérébral, reposant sur la partie interne de sa surface extérieure, et présentant à l'examen direct, sa surface externe. Lorsqu'on écarte les deux lèvres de *la scissure de Sylvius*, on met à découvert *l'insula de Reil*, caché, dans les conditions normales, par la circonvolution de l'enceinte.

L'*Insula de Reil* est composé, en général, de quatre à cinq circonvolutions, courtes, rectilignes, quelquefois bifurquées, dirigées en éventail du bord inférieur vers le bord supérieur du cerveau, et formant un relief assez considérable, de 4 à 5 millimètres ; elles creusent entre elles, des sortes de rigoles, à direction également rectiligne ; elles sont recouvertes par les divisions de l'artère sylvienne, complétement indépendantes. Si, avec le manche d'un scalpel, on enlève avec quelque soin, les circonvolutions de l'Insula de Reil, on se trouve en présence d'une *lame de substance blanche*, composée de fibres à direction supérieure, et divergentes vers l'écorce ; les fibres de cette lame assez épaisse (2 à 3 millimètres), contiennent dans leur intérieur, plus rapprochée de leur surface externe que de leur surface interne, une bande de *substance grise* ; la lame de la substance blanche est appelée la *capsule externe*, la bande de substance grise, l'*avant-mur*.

L'extrémité antérieure et l'extrémité postérieure de *l'avant-mur* se continuent avec l'écorce grise des circonvolutions qui entourent la scissure de Sylvius ; pour arriver à ce niveau elles se recourbent légèrement en crochet.

Les fibres blanches de la *capsule externe* ont la même direction, et vont se perdre dans les circonvolutions d'enceinte.

On peut détacher, absolument comme si l'on enlevait une lame aponévrotique, la capsule externe, et alors on aperçoit une masse de *substance grise*, c'est le *noyau extra-ventriculaire de corps strié* ou *noyau lenticulaire*. Cette masse grise, considérée dans son ensemble, a la forme d'un triangle allongé, à sommet inférieur et interne.

En enlevant les couches successives qui la composent, après en avoir fait préalablement une coupe verticale, on la trouve constituée par trois amas distincts, au point de vue de leur coloration comme au point de vue de leur volume. En allant de *dehors en dedans*, ils portent les numéros suivants, 3. 2. 1.

Le segment interne (3) est le plus considérable ; il est encore connu sous le nom de putamen. Avec un peu de patience, et surtout si le cerveau a séjourné quelques jours dans l'alcool, on peut détacher complétement ce noyau; alors, on aperçoit une nouvelle lame blanche, assez épaisse, facilement reconnaissable, c'est la CAPSULE INTERNE ; elle sépare donc le noyau lenticulaire des parties plus profondes.

D'une manière générale, la *capsule interne* est composée de fibres faciles à mettre en évidence, surtout si on l'étudie sous un mince filet d'eau. Ces fibres partent du *pédoncule cérébral*, dont elles sont la continuation ; puis, à mesure qu'elles montent pour s'enfoncer dans les ganglions du cerveau, elles divergent, et, quand elles arrivent à la superficie, elles rayonnent comme un éventail ouvert ; l'ensemble de ces fibres constituent la *capsule interne;* leurs faisceaux réunis, au moment où ils émanent du pédoncule, *le pied de la couronne rayonnante de Reil*, et divergent à la périphérie, lorsque dans toutes les directions les fibres abordent l'écorce, la *couronne rayonnante* proprement dite.

De même que l'on peut enlever la capsule externe comme une membrane, de même on peut enlever la capsule interne; alors, l'on découvre deux parties nouvelles, composées de substance grise : la première, celle qui confine immédiatement à la capsule interne, est le prolongement postérieur du noyau intra-ventriculaire du corps strié ou noyau caudé ; ce noyau est situé immédiatement en dessus et en dehors, et en ce point, relativement au noyau intra-ventriculaire tout entier, très-petit. Puis, enfin, vient une masse volumineuse, saillante dans le ventricule latéral, presque adossée à une semblable masse du côté opposé, c'est la COUCHE OPTIQUE.

Ainsi, en procédant de dehors en dedans, et en envisageant simplement la superposition des parties dans le département de la substance cérébrale, qui correspond exactement à la su-

perficie occupée sur la surface externe du cerveau, par l'insula de Reil, et la circonvolution d'enceinte, on trouve : 1° l'insula ; 2° la capsule externe, et, dans son épaisseur, l'avant-
mur ; 3° le noyau lenticulaire divisé on trois segments ; 4° la
capsule interne ; 5° le noyau caudé ; 6° la couche optique ;
c'est là le système central du cerveau.

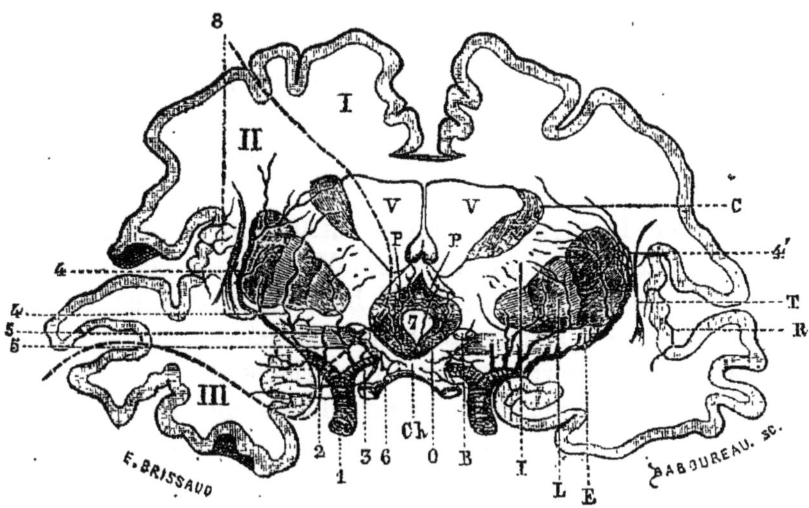

Fig. 1. — *Coupe transversale des hémisphères cérébraux, faite à un centimètre en
arrière du chiasma des nerfs optiques.* — *Artères du corps strié.* — Ch, chiasma des
nerfs optiques ;— B, section de la bandelette optique ; — L, noyau lenticulaire du
corps strié ; — I, capsule interne ou pied de la couronne rayonnante de Reil ; —
C, noyau caudé ou intra-ventriculaire du corps strié ; — E, capsule externe ; — T,
noyau tæniforme, avant-mur ; — R, circonvolution de l'insula ; — V, V, coupe des
ventricules latéraux ; — P, P, piliers du trigone ; — O, substance grise du troisième
ventricule qui se continue en arrière avec la couche optique.
Territoires vasculaires. — I, artère cérébrale antérieure ; — II, artère sylvienne ; —
III, artère cérébrale postérieure. — 1, artère carotide interne ; — 2, artère sylvienne ;
— 3, artère cérébrale antérieure ; — 4, 4, artères externes du corps strié (lenticulo-
striées) ; — 5, 5, artères internes du corps strié (artères lenticulaires). Les artères
lenticulo-striées ne sont pas représentées ici. (Cette figure est faite d'après une planche
de M. Duret).

Il nous faut indiquer maintenant le rapport de ce système
central, avec les parties voisines, afin de compléter l'étude
topographique de la région.

La couche optique a le volume d'un petit œuf de pigeon ;
elle est au-dessus des pédoncules cérébraux, au-dessous du
ventricule latéral, en-dedans et en arrière du noyau intra-
ventriculaire du corps strié, et au-dessus du ventricule moyen,
qu'elle forme en partie. C'est par sa face inférieure qu'elle

contracte rapport avec le pédoncule cérébral, et seulement par une partie de cette face inférieure, car sa moitié postérieure correspond à la fente de Bichat. A ce niveau se trouvent les corps genouillés internes et externes, réliés, l'interné au tubercule quadrijumeau postérieur, et l'externe au tubercule quadrijumeau antérieur.

La face supérieure est libre et saillante dans le ventricule latéral. La face interne correspond à celle du côté opposé pour former le ventricule moyen ; l'extrémité antérieure avec les piliers antérieurs du trigone, dessine le trou de Monro, et l'extrémité postérieure touche le pilier postérieur du même trigone ; la face externe est cachée par le noyau intra-ventriculaire du corps strié.

La portion du noyau gris intra-ventriculaire du corps strié, comprise dans les limites de ce département cérébral ou *noyau caudé*, est pyramidale ; la base est dirigée en avant et en dedans, et le sommet en haut et en dehors ; il *fait saillie* par sa face supérieure dans le ventricule.

Le *noyau lenticulaire* a, comme la couche optique, une forme ovoïde ; l'extrémité antérieure est confondue avec le noyau intra-ventriculaire ; la postérieure, ainsi que les autres faces, est englobée entre les deux capsules, externe et interne.

Foville, envisageant ces détails dans leur ensemble, et considérant le développement de ces masses grises centrales, les compare à des cotylédons appendus à la capsule interne, qui n'est qu'un prolongement des pédoncules cérébraux.

Nous devons compléter ces descriptions topographiques en faisant connaître la structure, l'agencement, les rapports intimes établis par la direction des fibres nerveuses de ces diverses parties. On peut, pour cette description, considérer, ainsi que l'a dit Foville, la capsule interne comme un centre et lui rapporter les détails de toutes les autres parties qui y sont jointes ; cette façon de procéder donne une base solide pour l'exposition de faits sur lesquels on est encore loin de s'entendre, mais dont quelques-uns sont démontrés.

De la capsule interne, sa structure, ses rapports avec les parties voisines.

Une préparation facile à exécuter, montre assez bien tous les détails de la formation et de la structure de la *capsule interne;* on conçoit alors l'exactitude de la comparaison de Foville, car, en effet, on voit les masses grises centrales être appendues à la capsule interne, comme des cotylédons à la tige qui les soutient.

Cette préparation consiste à mettre à nu la capsule interne, en conservant le pédoncule cérébral du côté correspondant, et en ayant soin de laisser tomber sans cesse un mince filet d'eau sur la pièce. Il suffit, ensuite, de relever l'extrémité postérieure du noyau intra-ventriculaire du corps strié, jusqu'au milieu de ce dernier, et de repousser en dehors, mais très-légèrement, les fibres blanches qui couvrent la couche optique; alors on a sous les yeux : 1° l'ensemble du pédoncule cérébral; toutes les fibres de ce pédoncule qui pénètrent dans la couronne rayonnante, en allant la constituer; 2° la couronne rayonnante tout entière, composée de fibres pédonculaires, de fibres venant de la couche optique et des noyaux intra et extra-ventriculaires du corps strié; ces fibres forment un large éventail déployé vers la surface supérieure du cerveau, et on les voit facilement se mettre en communication avec la substance grise, depuis le lobe frontal jusqu'au lobe occipital; 3° les *faisceaux de fibres* qui, du pédoncule cérébral, pénètrent dans la *couche optique* et le *corps strié;* 4° *ceux qui mettent en communication ces deux ganglions* entre eux et avec la couronne rayonnante, et ainsi, par suite, avec l'écorce grise des hémisphères.

Lorsqu'on examine avec attention, la préparation précédente et, qu'en même temps, on fait une série de coupes transversales et perpendiculaires à quelques millimètres les unes des autres, coupes comprenant et la capsule interne et les noyaux gris, on voit : 1° que les fibres du pédoncule cérébral se divisent en deux groupes principaux, assez bien distincts l'un de l'autre ; un groupe supérieur, *étage supérieur, tegmentum*, qui pénètre dans l'épaisseur des *tubercules quadrijumeaux*, et de la *couche optique* ; un groupe inférieur, *étage inférieur, pied ou crusta* qui se continue directement avec la capsule interne ; ces deux groupes de fibres superposés, sont séparés par la substance noire de *Schœmering*, ou *locus niger* ; 2° que les fibres pédonculaires pénètrent également dans les noyaux intra et extra-ventriculaires du corps strié ; 3° que les noyaux sont reliés entre eux par des fibres qui, à leur partie supérieure, à un moment donné de leur trajet, pénètrent dans la capsule interne.

On a considéré la *capsule* interne comme une émanation complète et immédiate du pied de la couronne rayonnante ; MM. *Luys, Kölliker* ont relevé cette erreur, et ont bien montré ce que les coupes que nous indiquons, rendent évident, c'est qu'une certaine quantité de fibres de l'étage inférieur pénètrent dans les noyaux gris ; ces auteurs ont assigné à la capsule interne, comme partie constituante, simplement les fibres qui, de la *couronne rayonnante*, se rendent dans les ganglions, et celles partant de ces mêmes ganglions ; mais c'est là une erreur anatomique.

Il y a déjà longtemps que la clinique a montré que les lésions de la *capsule interne* dans la région *lenticulo-striée*, produisaient des *phénomènes moteurs* et dans la région *lenticulo-optique*, des *phénomènes sensitifs;* or, il existe, à la partie postérieure de la capsule interne, des *fibres centripètes* destinées à la transmission des *impressions sensitives.*

Par les préparations précédentes, on met à découvert un faisceau externe qui pénètre dans la couronne rayonnante sans se mettre en relation avec les noyaux de substance grise ; c'est un faisceau pédonculaire direct ; chez le singe, on le suit facilement jusqu'à l'extrémité du lobe occipital (Meynert) ; ce faisceau se continue donc, du pédoncule vers le lobe occipital, directement, et vers les pyramides, dont il occupe le côté externe; au niveau de l'entrecroisement, ces fibres se rendent dans les faisceaux postérieurs de la moelle ; ces résultats ont été mis en évidence par les recherches histologiques de M. Meynert et par M. Huguenin, son élève, professeur à Zurich. Pour ces anatomistes, ce faisceau se met en connexion avec la substance grise corticale du lobe occipital, sans contracter de rapports avec les masses centrales.

Les faits de dégénérescences secondaires, aujourd'hui bien connus, de même que les préparations histologiques, plaident en faveur de cette manière de voir ; la clinique confirme complétement ces découvertes anatomiques ; mais ce qui est moins démontré, c'est la relation de ce faisceau avec les faisceaux postérieurs de la moelle.

Parmi les faisceaux directs qui, du pédoncule cérébral se rendent à l'écorce grise de l'encéphale, outre le faisceau sensitif, il existe encore un *faisceau moteur* ; les fibres qui le composent sont *centrifuges ;* elles vont directement des grandes cellules des cornes antérieures de la moelle à la substance grise du cerveau ; si ce faisceau ne peut être mis en évidence histologiquement, les faits cliniques en montrent nettement l'existence, et l'hémiplégie vulgaire avec contracture en est la preuve ; selon toute probabilité, les fibres de ce faisceau viennent des régions du cerveau dites *psychomotrices*.

Outre ces faisceaux pédonculaires, il y en a d'autres par opposition dits *indirects.*.

1° Les faisceaux qui, du pédoncule se rendent au *noyau caudé* ; 2° Ceux du *noyau lenticulaire*, plus courts que les précédents ; ils pénètrent par le premier segment, et successivement de dedans en dehors, dans les deux autres ; ce sont eux qui donnent, à ces noyaux, une coloration blanche, plus ou moins foncée. Nous rappelons ici que le faisceau supérieur du pédoncule contracte un rapport direct avec la couche optique.

Ce n'est pas tout encore ; on voit pénétrer dans la capsule interne d'autres faisceaux venant des *noyaux gris des masses centrales*.

MM. Meynert et Huguenin (*Loc. cit.*, p. 94), les décrivent ainsi : « Il y a les fibres du noyau caudé, faisceaux rayonnants du *corps strié* ou *cortico-striés;* on les trouve immédiatement sous la membrane épendymaire.

2° Celles de la couche optique, faisceaux *rayonnants cortico-optiques;* plus internes que les précédents; ils traversent les faisceaux pédonculaires du corps strié.

3° Les faisceaux rayonnants lenticulaires et cortico-lenticulaires; ils partent du bord supérieur du noyau caudé et surtout de l'extrémité supérieure du putamen. Tous ces faisceaux lamelleux s'enchevètrent mutuellement et se confondent avec les fibres directes.

Donc la *couronne rayonnante* est composée simplement par les fibres pédonculaires directs et rayonnantes qui représentent le système des *fibres convergentes* de M. Luys, tandis que la *capsule interne* comprend toutes les fibres que nous venons de passer successivement en revue.

L'ensemble de ces fibres forme, pour une bonne part, la masse blanche corticale, *centre ovale*, contenue par l'écorce grise à la manière d'une bourse, pour nous servir d'une autre expression de Foville.

La masse blanche corticale est complétée par des faisceaux blancs, étrangers aux précédents, et formant le *système d'association* que nous indiquerons seulement en quelques mots. Il y a : 1° les faisceaux disposés en commissures réunissant, l'un à l'autre, des parties homologues des hémisphères; corps calleux, commissure antérieure; 2° ceux à direction générale antéro-postérieure, unissant les points divers d'un même hémisphère. Tous ces détails importants ont été donnés par M. Charcot dans son cours de 1875.

Reprenons maintenant la comparaison de Foville; la capsule interne, considérée dans son ensemble, est une tige à fibres rayonnantes; les masses grises centrales (ganglions du cerveau, couches optiques, corps striés), y sont appendues comme des cotylédons; la tige, à son épanouissement supérieur, est coiffée par l'écorce grise; toutes ces parties sont en relations les unes avec les autres; cette comparaison est très-juste.

L'anatomie et l'histologie nous ont fait voir des faisceaux séparés, émanation directe, soit de l'écorce grise centrale, à direction contrifuge, *moteurs*, soit de la moelle, faisceaux postérieurs, à direction contripète, *sensitifs* ; ces propositions ont, en clinique, une importance capitale; elles jettent sur certains faits restés obscurs jusqu'à présent, un jour nouveau et si les résultats ne sont pas encore définitifs, du moins constituent-ils, relativement aux affections cérébrales, un progrès.

Nous ne pouvons quitter ce terrain de l'anatomie normale, sans dire un mot d'une autre question très-controversée, et se reliant directement à la première; il s'agit de *l'expansion cérébrale du nerf optique*; car les faits cliniques demandent la solution préalable de cette question : existe-t-il quelques *rapports* plus ou moins immédiats, entre le *faisceau sensitif* de la *couronne rayonnante* et les faisceaux sensoriels, destinés à mettre en communication l'appareil des *nerfs optiques* avec *l'écorce grise* du cerveau ?

Comme on le sait, les *nerfs encéphaliques*, avant de pénétrer dans le cerveau proprement dit, se mettent en rapport avec des *amas de substances grises* qu'on considère comme leur origine ; ces amas donnent naissance à des expansions qui mettent en communication ces nerfs avec l'écorce grise du cerveau; le nerfs optiques, quoique la question soit très-discutée, sont soumis à cette loi générale.

On peut suivre facilement les bandelettes optiques jusqu'aux deux corps genouillés ; ces bandelettes se divisent en deux racines, internes et externes.

Les racines aboutissent à trois noyaux gris d'origine (Gratiolet, Vulpian, Henle, Meynert) : 1° *au pulvinar*, partie postérieure de la couche optique ; 2° au corps genouillé externe ; 3° au tubercule quadrijumeau antérieur pour la racine externe ; la racine interne se rend au corps genouillé interne, mais ne s'y arrête pas (Henle); elle se rend aussi aux tubercules qua-drijumeaux antérieurs.

Gudden (*Arch. d'ophth.* T. XX, 1875), a montré que quand on enlève les yeux à des lapins qui viennent de naître, l'atrophie n'affecte pas les tubercules quadrijumeaux *postérieurs*, ni les corps genouillés internes.

Ces noyaux gris d'origine des nerfs optiques sont mis en

communication avec l'écorce cérébrale par les *expansions optiques*, qui comprennent : 1° les fibres venant de la partie postérieure de la couche optique ; 2° celles mettant en relation les tubercules quadrijumeaux antérieurs avec l'expansion optique ; 3° celles venant des corps genouillés ; toutes ces fibres se mêlent avec les plus directes du *faisceau sensitif* de la capsule interne, et elles se projettent vers le lobe occipital, en des points non encore déterminés aujourd'hui.

On connait l'hypothèse de la semi-décussation des bandelettes optiques, semi-décussation dont l'existeuce est appuyée sur les faits cliniques (lésions des bandelettes); d'après M. Charcot, les fibres des nerfs optiques, en arrière du chiasma, se trouvent de nouveau en contact et s'entrecroisent alors complétement. Cette hypothèse est démontrée par des preuves cliniques ; on comprend ainsi pourquoi *l'amblyopie croisée* est la conséquence d'une lésion siégeant dans la région sensitive, et l'hémiopie, le résultat d'une lésion de la bandelette optique, dans son trajet basilaire.

Nous terminerons cet exposé anatomique par quelques considérations sur la vascularisation de ce département de l'encéphale.

Comme on le sait, les lésions les plus communes du cerveau dépendent de ruptures vasculaires, d'oblitérations par thrombose, par embolie, et si, dans la moelle, les lésions sont *systématiques*, comme le dit M. Vulpian, il n'en est plus de même pour l'encéphale ; tout dépend du système vasculaire ; c'est lui qui localise les lésions ; elles ne se font pas au hasard, mais dans des points déterminés. Il y a bien longtemps que M. Charcot a insisté sur ce fait, et grâce aux travaux remarquables d'un de ses élèves, M. Duret, nous connaissons aujourd'hui très-bien, la vascularisation de l'encéphale jusque dans ses moindres détails ; nous avons pu, à la Salpétrière, vérifier fréquemment la justesse des descriptions de M. Duret.

La circulation artérielle de chaque hémisphère cérébral est assurée par trois troncs qui proviennent du cercle de Willis ; 1° la cérébrale antérieure ; 2° la cérébrale moyenne, plus communément connue sous le nom d'artère sylvienne ; 3° la cérébrale postérieure; les deux premières viennent de la carotide interne; la dernière du tronc basilaire.

Ces trois artères donnent naissance à deux systèmes de vaisseaux secondaires, très-différents l'un de l'autre. Le premier est formé d'une multitude de divisions soutenues par la pie-mère et pénétrant à l'aide de celle-ci dans l'épaisseur des couches corticales du cerveau; de ce premier système, *qui est celui des artères corticales*, nous ne nous occuperons pas ici.

Le second est constitué par des vaisseaux qui proviennent de chacune des trois artères principales, et qui s'enfoncent immédiatement, réduits à l'état capillaire, dans l'épaisseur des masses ganglionnaires; *c'est le système des ganglions centraux.*

Il faut bien savoir, comme l'a montré M. Duret, que ces deux systèmes ne communiquent jamais l'un avec l'autre, ni à la périphérie du cerveau, ni dans sa profondeur.

Les artères du système central naissent de chacun des troncs principaux, près de leur origine dans le cercle de Willis.

M. Heubner, dont le travail est postérieur à celui de M. Duret, les a comparées à ces jeunes rejetons qui poussent à la base des arbres. Tandis que les artères corticales sont des capillaires, au sens classique du mot, celles-ci sont des vaisseaux d'un certain calibre; elles diffèrent encore des précédentes, en ce sens que ce sont des artères, c'est-à-dire qu'elles sont complétement indépendantes les unes des autres sans *anastomose*; d'ailleurs, elles ne s'anastomosent pas non plus avec les artères corticales.

M. Charcot, dans ses cours, cherchant à expliquer la raison de la plus grande fréquence des hémorrhagies dans les noyaux gris centraux, fait remarquer : 1º Leur distance au cœur, très-courte relativement aux capillaires de la substance corticale, qui ont décrit un long trajet; 2º leur volume bien plus considérable que celui de ces dernières; 3º l'absence d'anastomose.

Le mode de distribution du sang artériel dans les masses grises centrales est ainsi réglé; comme il a été dit, trois vaisseaux volumineux entrent dans la constitution du système artériel de cés masses ganglionnaires centrales, mais inégalement.

L'artère sylvienne, dont l'importance est si grande, vascularise : 1° la plus grande partie du *noyau caudé* ; 2° le *noyau lenticulaire* en entier ; 3° une partie de la *couche optique* ; 4° toute l'étendue de la *capsule interne*.

La *cérébrale antérieure* donne des branches à la tête du *noyau caudé* seulement ; cela n'est pas même constant.

La *cérébrale postérieure*, a, au contraire, une importance presque aussi grande que la sylvienne ; elle va au plexus choroïde, aux parois ventriculaires, etc. ; elle donne également des rameaux, et ce sont surtout ceux-ci qui importent : 1° à la partie interne et postérieure de la *couche optique ;* 2° aux *tubercules quadrijumeaux :* 3° à l'étage supérieur des *pédoncules cérébraux.*

Les branches artérielles, émanées de la sylvienne, s'enfoncent presque immédiatement dans les trous de l'espace perforé antérieur, et elles viennent former une sorte d'éventail à la surface des *noyaux gris ;* après un très-court trajet, elles pénètrent dans l'épaisseur même du 3e segment, et là elles occupent deux régions l'une externe, l'autre interne.

La région externe comprend deux groupes : 1° un groupe antérieur, artères *lenticulo-striées* ; 2° un groupe postérieur, artères *lenticulo-optiques.*

L'une des artères du groupe antérieur est, relativement, très-volumineuse ; elle vascularise d'arrière en avant, le 3° segment, *la partie supérieure de la capsule interne* et le *noyau caudé.*

Les *lenticulo optiques* ont la même direction ; elles traversent la *capsule interne* dans sa partie *postérieure*, et se distribuent à la partie *externe et antérieure de la couche optique.*

La *cérébrale postérieure* fournit ses branches les plus importantes à la *couche optique* ; il y a : 1° un groupe interne, *optique et postérieur* pour la face interne de la couche optique; 2° *l'artère optique postérieure* externe, qui après avoir traversé le pédoncule se rend à la partie postérieure de

la couche optique ; la première donne souvent lieu à un épan-
chement ventriculaire ; la seconde à une hémorrhagie du pédoncule.

Nous pouvons négliger la branche de l'artère cérébrale ; elle
est très-petite et sans application.

Cette étude de la circulation cérébrale, dont nous sommes
redevables à M. Duret, si minutieuse qu'elle paraisse, a une
importance capitale ; la fréquence des hémorrhagies en des
points déterminés ; les phénomènes cliniques correspondants,
le mode de distribution des ramollissements cérébraux ; leurs
caractères, tout en un mot, se trouve éclairé, et les choses
inexplicables ont leur raison d'être. Nous aurons bien des fois
dans le cours de ce travail l'occasion de montrer la réalité de
cette remarque.

CHAPITRE II.

Hémianesthésie de cause cérébrale.

Les considérations anatomiques que nous venons de développer, vont nous permettre d'indiquer avec précision, les appareils, ou plutôt les *systèmes de fibres* dont la lésion reproduit toujours un même ensemble symptomatique; nous commencerons cette étude par celle de l'*hémianesthésie de cause cérébrale*; comme on rencontre fréquemment la perte de sensibilité de la moitié du corps, sens compris, dans l'*hémichorée*, qui est l'objet principal de ce travail, il est nécessaire de rappeler sommairement les résultats acquis, relativement à l'hémianesthésie; ce sera pour ainsi dire, une entrée en matière.

L'*hémianesthésie cérébrale* commence à être aujourd'hui bien connue; c'est un symptôme d'une très-grande valeur, au point de vue physiologique et clinique.

Türck (de Vienne) appela le premier l'attention sur la lésion correspondant à cette forme symptomatique; avant lui on avait bien noté, dans quelques cas, la perte de sensibilité permanente et étendue du côté frappé par l'hémiplégie (Borsieri, Andral); c'est depuis la publication du travail du médecin autrichien que M. Charcot, en France, a vulgarisé ce phénomène et en a fait comprendre toute l'importance. La thèse de M. Veyssière, les thèses de MM. Lépine et Rendu, le travail de M. Magnan, publié dans les *Archives de physiologie* (1874), contiennent presque tout l'exposé de la question.

Nous avons pu observer quelques cas d'*hémianesthésie* :
1° dans les *lésions cérébrales* (hémorrhagie ou ramollissement); 2° dans l'*hémiplégie saturnine* (1); 3° dans l'*hystérie;*
or, l'étude attentive de tous ces cas montre qu'entre l'hémianesthésie produite par un lésion cérébrale grossière, celle de
l'hémiplégie saturnine et celle des hystériques, il n'y a aucune
différence; tous les symptômes sont les mêmes, sans exception.

Si nous supposons un plan vertical passant par la ligne médiane du corps, l'anesthésie existe sur tout un côté; tête, face,
langue, cou, tronc, bras et jambe ; de plus, les sens spéciaux
sont eux-mêmes anesthésiés et du côté correspondant ; ainsi
moitié de la langue, narine, oreille et l'œil ; tous les modes
de la sensibilité sont abolis, tact, douleur, température, et les
muqueuses participent à l'anesthésie de la peau.

En considérant leur origine, on peut, comme l'a fait
M. Charcot, diviser les sens, en sens supérieur (origine cérébrale, odorat et vision, et sens inférieur (origine bulbaire),
ouïe et goût; or, dans l'hémianesthésie cérébrale, tous ces sens
sont touchés à la fois ; tandis que si la vue et l'odorat sont intacts, alors qu'il existe une hémianesthésie, et que l'ouïe et
le goût sont détruits, on peut affirmer que la lésion est pédonculaire, (observation d'Hermann Weber, *Médec. chir.* Review, vol. XLVI, page 122, 1863.)

L'examen des sens du côté anesthésié a donc une grande
importance; or, dans les cas d'hémianesthésie accompagnant
l'hémiplégie, c'est-à-dire d'*hémianesthésie* déterminée par
une lésion cérébrale, dans l'*hémianesthésie des saturnins*
et dans l'*hémianesthésie des hystériques,* tous les sens
sont affectés, et tous ils le sont de la même façon.

Comparons actuellement l'hémianesthésie des hystériques.

Toutes les hystériques à coup sûr, ne sont pas hémianesthésiques ; mais, ce phénomène se rencontre fréquemment, sinon toujours, chez les femmes à grandes attaques, chez celles

---

(1) Notre mémoire de concours de l'an dernier contient la première
observation qui ait été publiée; depuis lors M. Vulpian a eu sous les
yeux un autre exemple.

qui ont en même temps l'hyperesthésie au niveau de la région ovarienne ; ce sont ces cas qui ont été longtemps considérés comme un mélange d'hystérie et d'épilepsie ; aujourd'hui il est bien démontré que les deux états ne coexistent pas ensemble, au moins pendant l'attaque ; les hybrides en pathologie générale, sont encore à trouver.

Nous ne voulons pas dire qu'une femme épileptique ne puisse être en même temps hystérique ; il y en a à la Salpêtrière ; mais les deux manifestations marchent toujours isolément ; la femme a ou des attaques d'hystérie, ou des attaques d'épilepsie, mais jamais l'un et l'autre en même temps : les leçons de M. Charcot sont démonstratives à cet égard.

Ce sont ces hystériques à grandes crises, chez lesquelles la première période de l'attaque est marquée par une phase *épileptiforme* ; mais bientôt surviennent les mouvements cloniques désordonnés, et en particulier ceux du bassin, et souvent deux ou trois jours avant, ces femmes sont averties de leurs crises par des prodrômes, bourdonnement ou sifflement dans les oreilles, dans les tempes, crises névralgiques ovariennes douloureuses, palpitations cardiaques ; avant l'attaque elles viennent d'elles-mêmes demander à ce qu'on les camisole.

Pourtant, il y a des circonstances dans lesquelles la femme hystérique et hémianesthésique, n'a pas d'autres manifestations de cet état nerveux, ou, du moins, elle a peu de crises, mais en revanche, souvent il y a de la contracture plus ou moins temporaire ou permanente.

Chez la femme hémianesthésique hystérique, comme chez l'individu frappé d'hémianesthésie cérébrale, le plus souvent l'hémianesthésie est unilatérale ; l'anesthésie totale est fort rare ; un plan passant par la ligne médiane établit la limite de l'insensibilité qui déborde cependant un peu en avant le sternum, et en arrière la ligne des apophyses épineuses. — La tête, les membres, le tronc d'un côté, sont simultanément affectés.

Chez toutes, ou presque toutes, tous les modes de la sensibilité commune sont atteints : sensibilité au tact, à la douleur. à la température. L'insensibilité s'étend aux parties profondes ; elles portent sur les muscles qui peuvent être excités par l'électrisation, sans que la malade en ait conscience.

Les membranes muqueuses ne sont pas épargnées; de même pour les appareils sensoriels, sur le côté du corps où siége l'anesthésie sensitive.

Cette anesthésie sensorielle ne porte pas seulement sur le domaine des nerfs dont l'origine est bulbaire, goût et ouïe; elle porte encore sur ceux dont l'origine est dans le cerveau proprement dit, comme l'*odorat* et la *vue*.

M. Magnan, dans ces derniers temps, a étudié avec soin, ce qui concerne l'ouïe, l'odorat et le goût. M. Galezowski a publié, sur la vision, quelques travaux. A la Salpétrière, M. le d^r Landolt, ophthalmologiste distingué, a de nouveau étudié la *vision*. (*Arch. de physiologie*, 1875.)

L'amblyopie hystérique, à part sa mobilité proverbiale, est identique à l'amblyopie qui a un point de départ organique; celle-là étant constante. En effet, ce qui frappe chez toutes les femmes hystériques, c'est 1° une diminution notable ou même une perte absolue (ce qui est très-rare) de la faculté visuelle dans l'œil du côté correspondant à l'hémianesthésie.

2° Il n'existe dans le fond de l'œil aucune excavation appréciable à l'ophthalmoscope. La pupille, la rétine sont, dans des conditions, absolument normales; il n'y a pas de différence dans la vascularisation.

L'examen fonctionnel de l'œil montre que : 1° L'acuité visuelle, explorée d'après les règles ordinaires, est fréquemment réduite de moitié, ou plus encore. — 2° Il existe un *rétrécissement concentrique*, en général, du champ visuel, mais rien par conséquent qui rappelle l'*hémiopie*.

Déjà plusieurs auteurs avaient fait remarquer l'existence fréquente de l'achromatopsie et de la dyschromatopsie; c'est ce point qui a attiré particulièrement l'attention de M. Landolt.

A l'état normal toutes les parties du champ visuel ne sont pas, tant s'en faut, également aptes à percevoir les couleurs. Il y a des couleurs pour lesquelles le champ visuel est anormalement plus étendu qué pour d'autres, et ces différences dans l'étendue du champ visuel sont toujours les mêmes pour chaque couleur; ainsi c'est pour le bleu que le champ visuel est le plus étendu ; puis viennent le jaune, l'orange, le rouge, le vert, et enfin le violet qui n'est perçu que par les parties centrales de la rétine.

Dans l'état pathologique, soit qu'il s'agisse de l'hystérie ou d'une lésion grossière du cerveau, ces caractères de l'état normal s'exagèrent à des degrés divers. Les cercles correspondant à l'exploration, aux limites de la vision pour chaque couleur, se rétrécissent concentriquement suivant la loi reconnue pour l'état normal.

Dans le cas où l'amblyopie est portée à un haut degré, voici ce que l'on observe : le cercle du *violet* pourra se rétrécir jusqu'à devenir nul, puis ce sera le tour du *vert*, du *rouge*, de l'*orange* ; le *jaune*, le *bleu*, persisteront jusqu'à la dernière limite ; ce sont, en effet, les dernières couleurs de la sensation qui persistent le plus longtemps. Enfin, toutes les couleurs cessent d'être appréciables, à peu de chose près, et alors les objets n'apparaîtront plus que sous l'aspect qu'ils présentent dans une aquarelle à la sépia.

Or, M. Landolt a montré que chez les hystériques et dans les *amblyopies* de cause cérébrale, le phénomène est le même.

L'hémianesthésie des hystériques est donc absolument semblable à celle de cause cérébrale, même en y comprenant l'étude des sens spéciaux ; chez les saturnins hémiplégiques et hémianesthésiques, les phénomènes sont aussi identiques.

L'anatomie et la physiologie pathologique de l'hémianesthésie de cause cérébrale, enseigne que la lésion qui produit ce phénomène est toujours la même, non pas, quant à sa nature, mais quant à son siége ; c'est le pied de la couronne rayonnante qui est intéressé, et *sa partie postérieure* ; c'est la condition indispensable ; il y a un faisceau spécial de la *capsule interne*, qui, en ce point, contient certainement toutes les fibres sensitives destinées à une moitié du corps, même celle des sens, faisceau sur lequel nous avons insisté à propos de l'anatomie de la couronne rayonnante.

Nous ne voulons pas en ce moment faire d'hypothèses, ni rappeler celles qui ont été faites quelque légitimes qu'elles soient ; nous ne nous hasarderons sur ce terrain, qu'après avoir étudié dans le chapitre suivant, un symptôme particulier dont l'existence est, souvent, liée à l'hémianesthésie de cause cérébrale, et qui est produit par une lésion siégeant à peu près au même niveau; ce phénomène particulier est l'*hémichorée* de cause cérébrale que nous comparerons à l'*hémichorée vulgaire*; l'étude de l'anatomie pathologique et de la physiologie pathologique de ce symptôme, étude commune avec celle de l'*hémianesthésie cérébrale*, nous conduira à certaines conclusions cliniques, et au point de vue nosologique, à une conception, peut-être trop hardie, mais à coup sûr possible à soutenir sur la nature de l'hystérie, de la chorée, du saturnisme chronique.

OBSERVATION I.

HÉMIANESTHÉSIE DE CAUSE CÉRÉBRALE.

Hung.., âgée de 89 ans, entrée à l'infirmerie de la Salpêtrière, le 30 janvier 1875 (service de M. CHARCOT). La surveillante de son dortoir raconte que de temps à autre, depuis son entrée à la Salpêtrière (juin 1872), elle avait des étourdissements qui la forçaient à s'asseoir; à part cela, elle était bien portante pour son âge. — Le 30 janvier, vers 2 heures de l'après-midi, elle eut un violent étourdissement, perdit connaissance, et bientôt tomba dans le coma; on la fit transporter immédiatement à l'infirmerie.

État actuel. 30 janvier (4 heures du soir); Coma profond, dont on tire la malade avec peine; face bleuâtre, respiration irrégulière en ce sens, que l'expiration, très-longue, se fait presque toujours par saccades; pouls petit, vite; 124 pulsations. Quelques râles ronflants dans la poitrine; l'auscultation du cœur est négative.

La tête est tournée dans la rotation à droite, et inclinée vers l'épaule de ce côté; quand on cherche à la redresser on éprouve une certaine résistance. Les paupières droites un peu œdémateuses, surtout l'inférieure, sont fermées; les yeux sont tournés à gauche; pas de nystagmus; point de déviation des traits de la face. En excitant vivement la malade, on parvient à lui faire tirer la langue; pas de déviation.

Le bras droit pend inerte le long du corps, main dans la supination; point de contracture. L'hémiplégie de la motilité n'est pas complète; la malade exécute encore quelques mouvements très-faibles avec son bras. Il en est de même pour la jambe; elle a également conservé quelques mouvements.

En interrogeant la *sensibilité*, on note que, ni le pincement, ni les piqûres, ni la chaleur ou le froid, ne sont perçus à droite, au bras, à la jambe, à la face, sur le tronc. Quelquefois on produit des mouvements réflexes dans le bras du côté opposé. La langue et le nez dans leur moitié du côté correspondant, sont moins sensibles que dans les conditions normales; la piqûre est un peu perçue. — A gauche, les mouvements et la sensibilité sont parfaitement conservés. Point de différence appréciable entre les deux côtés; point de rougeur anormale.

La malade est constipée depuis longtemps; gros intestin rempli de matières fécales duroies; ventre ballonné. L'urine rendue involontairement, contient de l'albumine en grande abondance; pas de sucre. T. R. 38°,8; — 6 heures du soir, T. R. 40.

31 *janvier*. Le coma est encore plus profond que la veille; la paralysie motrice est plus marquée; la perte de sensibilité est toujours complète. T. R. 40°,2; — soir, T. R. 40°,4. La malade meurt le soir.

AUTOPSIE. — A l'ouverture de la *cavité crânienne*, après l'incision des méninges, du liquide séreux s'écoule en assez grande abondance. Point d'ecchymoses. De distance en distance, et cela sur les deux lobes, la pie-mère, surtout à la convexité, est épaissie; dans certains points, dans une étendue large comme une pièce de 20 sous, elle présente une sorte de plaque fibreuse qu'on ne peut détacher qu'en enlevant de la substance cérébrale. Beaucoup d'anévrysmes miliaires sur les circonvolutions. Le lobe droit pèse 545 grammes; le gauche, 565 grammes.

En faisant une coupe verticale de l'hémisphère cérébral, passant à 4 cent. en arrière de l'éminence mamillaire, on trouve un *foyer hémorrhagique*, assez limité et de date récente. D'une manière générale, il est situé en arrière et en dehors de la queue du corps strié. Ce foyer est linéaire; sa plus grande longueur est de 6 cent., sa plus petite de 3; sa profondeur est de 1 cent. et demi environ; sa largeur est de quelques millimètres, quand les deux lèvres de la solution de continuité, creusée par l'irruption du sang sont rapprochées. Il s'étend de l'extrémité antérieure du noyau caudé jusqu'à 4 cent. environ de l'extrémité occipitale du lobe cérébral; il est dans l'épaisseur de l'insula de Reil, qu'il traverse dans toute sa longueur, entre la capsule interne et la capsule externe, dans le noyau lenticulaire du corps strié, et dans la troisième partie de ce noyau, il comprime le pied de la couronne rayonnante. Il n'y a rien ni dans la couche optique, ni dans le noyau caudé. L'examen des autres organes n'offre rien de particulier. (Voir PLANCHE III, *fig.* 1).

La forme linéaire qu'affecte le foyer hémorrhagique est très-intéressante en ce qu'elle est expliquée par une disposition anatomique préétablie ; en effet, le noyau lenticulaire est naturellement séparé, de la bandelette externe, et ces deux parties peuvent être isolées par la dissection sur un cerveau durci. On comprend ainsi la forme aplatie, en boutonnière que présente le foyer. Dans la protubérance les hémorrhagies, par suite d'une disposition analogue et de la direction transversale des fibres produisent le même résultat. M. Charcot a souvent rencontré dans l'un ou l'autre de ces points, des cicatrices ocreuses longitudinales, ce qui prouve que ces foyers peu épais, mais isolés en quelque sorte, guérissent ordinairement.

CHAPITRE III.

Hémichorée.

De l'hémichorée symptomatique dans les lésions cérébrales.

Nous avons, dans le chapitre précédent, rappelé comment M. Charcot, avait établi cliniquement : 1° l'existence d'un *faisceau sensitif*, dont la lésion produit l'hémianesthésie de tout un côté du corps, sens compris ; 2° nous avons comparé à cette affection de cause cérébrale (hémorrhagie ou ramollissement produisant ces phénomènes), quelques formes de l'hystérie et du saturnisme chronique ; nous avons montré qu'entre tous ces états, il n'y avait aucune différence essentielle ; nous nous proposons d'étudier dans ce chapitre, un autre symptôme rare de certaines lésions de l'encéphale ; nous en avons réuni une trentaine d'observations, quelques-unes avec autopsie ; ce symptôme est l'*hémichorée* ; il marche souvent de pair avec l'hémianesthésie cérébrale ; son étude attentive jettera quelques lumières sur la nature de cette autre névrose qu'on appelle la *chorée*.

Dans un travail paru dans (*in The american journal of the med. sciences*, octobre 1874, M. S. Mitchell (de Philadelphie) consacra à la description de l'*hémichorée symptomatique* quelques développements. Il est facile de voir en lisant son travail, qu'il a confondu, et le phénomène hémichorée chez les hémiplégiques et les tremblements des hémiplégiques ; quoi qu'il en soit, il a ramené l'attention vers ces symptômes remarquables.

Ce n'est pas qu'avant lui l'hémichorée symptomatique fût inconnue ; des exemples avaient été cités ; mais il faut le dire, l'interprétation laissait beaucoup à désirer ; on se croyait en face de la *chorée ordinaire* ; tout lui était rapporté, et l'on faisait des efforts considérables pour en interpréter l'anatomie pathologique ; aussi il arriva que les lésions les plus disparates furent indiquées comme étant celles lui appartenant ; ainsi, les plaques osseuses des l'arachnoïde (Bazin, Paris, 1834), les fausses membranes arachnoïdiennes (Lebert, 1841), les altérations médullaires (Cazenave, 1858), etc., etc. On perdit de vue le point de départ et l'on fit fausse route.

Pourtant déjà Travers, en 1835, avait rapporté l'histoire d'un miroitier qui, frappé d'hémiplégie après une attaque apoplectique, ne fut pas affecté du phénomène ordinaire du tremblement, mais bien de mouvements spasmodiques, soudains, choréiformes des membres hémiplégiés, en dehors de tout mouvemement volontaire, lorsque cet homme restait assis, ou lorsqu'il voulait se lever ; l'observation ne laisse aucun doute à cet égard.

Rood dans ses (*Clinical Lectures*, 1853), cite quelques cas avec autopsie ; il rappelle aussi la lésion trouvée par Aitken (légèreté spécifique de la couche optique et du corps strié).

Tuckwell, dans un premier travail paru en 1867, sur la *chorée des aliénés* donne une courte analyse de tous les cas accidentels de chorée avec autopsie. Il rappelle l'excellent travail du docteur Hugues, paru en 1846, et il lui emprunte deux cas accidentels de chorée. Cette même année, à propos d'une observation de chorée avec maladie du cœur, publiée dans le *British*, il cite les cas du docteur Rood dans lesquels il y avait eu hémiplégie, avec ramollissement du cerveau, et des mouvements convulsifs avaient existé, si semblables à ceux de la chorée ordinaire, qu'on pouvait les appeler *choréiques*.

Huglinghs-Jackson, en 1868 et en 1869 (*Edim. méd. Journal*), étudie de nouveau la question, mais surtout encore au point de vue de la chorée ordinaire.

Tuckwell, dans son nouveau travail paru en 1869, reprénant la question en général, formule la doctrine de l'*embolie*; pour lui les accidents choréiques dérivent des accidents cérébraux; ceux-ci, d'une embolie de la cérébrale postérieure ; et l'embolie de l'affection cardiaque rhumatismale ; c'est simple et séduisant; nous aurons à apprécier plus loin, à propos de la physiologie pathologique, la valeur de cette doctrine.

H. Jackson en 1872, a fait un nouveau travail sur la chorée du chien, travail dans lequel il s'efforça de démontrer qu'elle ne ressemble pas à la chorée de l'homme ; chez le chien, il n'y a pas d'accidents cardiaques, et la doctrine de l'embolie en fut considérablement amoindrie.

Presque tous ces auteurs ont eu en vue la chorée ordinaire; ils ont tout subordonné à cette idée, et au milieu de ces travaux la chorée symptomatique passa inaperçue ; alors parut le travail du chirurgien américain, W. Mitchell.

Après avoir rappelé que la chorée peut engendrer l'hémiplégie, il dit : « ce que l'on connaît moins, c'est ce fait de paralysie organique, spécialement d'hémiplégie, suivi d'hémichorée ou de mouvements choréiformes, plus limités encore.

La chorée post-paralytique se voit chez les adultes qui ont été hémiplégiés et qui ont guéri presque complétement de leur hémiplégie. Le bras et la jambe sont affectés de mouvements choréiques ou d'une simple maladresse, mais, présentent bien le caractère des mouvements choréiformes.

Généralisant sa pensée, il ajoute que des états choréiformes, qui persistent depuis la naissance, sont la conséquence de paralysie intra-utérine qui se sont en parties guéries.

A l'appui de sa manière de voir, Mittchell donne quelques observations que nous rapportons plus loin ; nous ne citons pas celles dans lesquelles, il n'y a eu qu'un simple tremblement, ni celles où il est question de paralysies de l'enfance qui, d'après l'auteur, seraient *toujours* suivies d'hémichorée; évidemment l'auteur s'est engagé trop loin dans cette voie.

Les auteurs allemands ont rapporté quelques cas de tumeurs cérébrales ayant présenté, comme symptôme, dans le cours de leur évolution, des mouvements choréiformes.

MM. Bouchut et Morat ont également publié la relation de chorées survenant à la suite d'un traumatisme, ou de la syphilis ; ces faits ne se rapportent que très-indirectement à ceux que nous voulons exposer, mais nous aurons à en tenir compte à propos de la physiologie pathologique.

Ainsi donc l'idée dominante qui, avant Mittchell, a guidé les observateurs, a été celle de trouver une lésion à la chorée. La question ainsi posée, ne pouvait conduire à aucune solution ; mieux vaut étudier tout d'abord, d'une façon complète, les *mouvements choréiques* dus à des lésions *cérébrales*, et remonter de là à la pathogénie générale de la chorée, si faire se peut.

Avant le travail du chirurgien américain, M. Charcot, dans ses cours à la Salpétrière, avait déjà montré quelques malades présentant des mouvements choréiformes; il consacra deux conférences à l'étude de l'hémichorée symptomatique.

MM. Veyssière et Lépine, dans leurs thèses, ont signalé ce symptôme et en ont rapporté quelques observations.

Nous nous proposons d'en reprendre complétement l'étude symptomatique, diagnostique, pronostique, anatomique, physiologique et expérimentale ; cette étude est le corollaire obligé de celle faite dans le chapitre précédent ; elles s'éclairent mutuellement, et, si la structure et le fonctionnement du cerveau peuvent jamais être connus, dans leurs moindres détails, ce sera par la clinique ainsi appliquée.

Hémichorée par lésion cérébrale. Symptômes.

Sous le nom d'*hémichorée post-hémorrhagique* ou *post-hémiplégique*, quelquefois *prœ-hémiplégique* ou encore de l'*atrophie cérébrale*, des *tumeurs cérébrales*, il faut comprendre des *mouvements*, se montrant *dans les membres supérieurs et dans les membres inférieurs du côté qui est déjà depuis quelque temps* (fait le plus ordinaire) *le siége de l'hémiplégie ou qui le sera bientôt, mouvements analogues à ceux de la chorée ordinaire, en ce sens qu'ils sont, comme ceux-ci, involontaires, qu'ils s'exagèrent pendant les mouvements intentionnels, et, qu'ils sont continus, excepté pendant le sommeil.*

Il faut le dire dès maintenant, s'il y a des analogies entre ces mouvements caractéristiques les uns et les autres, cela ne suppose pas identité entre les deux affections qui leur donnent naissance ; les différences sont au moins très-grandes.

Les noms divers, imposés par les auteurs à ces mouvements, sont tous facilement justiciables. En effet, si le plus souvent ce symptôme se montre dans un côté déjà paralysé, il est des cas où, exceptionnellement, il a devancé l'hémiplégie, il en a été le précurseur ; d'autres fois, il se développe d'une manière lente, progressive sans être nécessairement précédé ou suivi d'hémiplégie.

Ainsi l'hémichorée au lieu de se montrer quelque temps après l'apparition de l'hémiplégie, est quelquefois le premier phénomène appréciable après l'attaque apoplectique. Cette hémichorée, habituellement accompagnée d'hémianesthésie, ne dure que quelques jours et la perte de sensibilité de toute une moitié du corps persiste seule. D'autrefois, l'hémichorée apparaît lentement et progressivement ; l'hémianesthésie dans ce cas, peut manquer ; souvent même l'hémiplégie fait défaut.

Ces deux modes de début ne sont pas la règle, tant s'en faut, mais bien l'exception. Généralement on voit apparaître l'hémichorée, lorsque l'hémiplégie de mouvement commence à guérir, quand progressivement le bras et la jambe restés jusque-là à peu près inertes et toujours un peu *contracturés*, redeviennent souples et capables de déplacement assez étendus, au bout de six mois, par exemple :

Les mouvements de l'hémichorée sont d'abord faibles, peu étendus, puis ils augmentent d'ampleur assez vite, arrivent bientôt à leur summum, et alors ils peuvent persister ainsi, comme l'hémianesthésie, jusqu'à la mort des malades.

Voici ce en quoi consistent ces mouvements : ils ont pour caractère essentiel l'INSTABILITÉ *des membres affectés*, alors que *le malade ne veut faire aucun mouvement* ; c'est-à-dire que si on le considère au lit, dans le décubitus dorsal, par exemple, on voit se produire des mouvements que la volonté est impuissante à maîtriser.

Ces mouvements involontaires, absolument analogues à ceux de la chorée, se passent dans le bras et le plus souvent aussi dans la jambe du même côté ; la main ne peut rester tranquille ; sans cesse, des secousses brusques et inattendues étendent ou fléchissent les doigts, ou bien impriment des mouvements en sens divers, à l'avant-bras, sur le bras ; de même pour les membres inférieurs ; les muscles droits antérieurs de la cuisse et les vastes se contractent sans cesse et soulèvent la rotule d'une façon presque régulière, et les muscles de la jambe, alternativement, portent le pied dans l'abduction et l'adduction, dans la flexion et dans l'extension.

Ces mouvements, au repos, peuvent en somme être peu marqués, quoique constants ; mais, pendant la marche, ou à propos des mouvements intentionnels, comme dans l'acte de porter un verre à sa bouche, ou bien de lever le bras ou la jambe, ils s'exagèrent beaucoup et prennent une amplitude très-prononcée.

L'acte même que le malade veut accomplir est entravé par des secousses souvent violentes, sortes de mouvements rhythmiques très-étendus ; ainsi, par exemple, si le malade veut se mettre en marche (et souvent l'hémiplégie de mouvement est très-incomplète, de sorte que la marche est parfaitement possible), on voit les mouvements involontaires survenir : la jambe se fléchit sur la cuisse ; le pied, au moment où il se détache du sol, se projette en dehors ou en dedans ; sa pointe se baisse et se relève alternativement, et lorsque le pied va toucher le sol, il décrit une sorte de courbe oscillatoire de dehors en dedans, qui dure un instant jusqu'à ce que tout mouvement ait cessé ; les secousses se communiquent au corps tout entier.

Au lit, lorsqu'on ordonne aux malades de lever les jambes, pareils phénomènes se produisent, mais avec une moindre intensité.

Même chose pour le bras ; si, après avoir donné un objet à la main des malades, on les prie de les porter sur leur tête ou à la bouche, immédiatement ces mouvements involontaires, dont l'amplitude est modérée pendant le repos, s'exagèrent beaucoup, et quelquefois, par suite de l'irrégularité des mouvements de flexion, d'extension, de pronation, l'objet qu'ils tiennent à la main est projeté au loin.

Pendant le sommeil, ces mouvements cessent complètement.

Il faut noter aussi que plus les malades emploient leur volonté à enrayer ces mouvements, et plus, même pendant le
repos, ceux-ci s'exagèrent.

Les secousses choréiques sont limitées au bras et à la jambe
d'un même côté ; les muscles de la face du côté correspondant
peuvent être atteints par ces mouvements, et la face grimaçante offre un aspect particulier ; on se croirait en présence
d'un tic facial.

Les mouvements involontaires de l'hémichorée n'ont pas
toujours cette ampleur ; ils peuvent être beaucoup moins forts,
beaucoup moins étendus ; ils n'en ont pas moins leur caractère dominant, l'*instabilité*.

La vue n'a aucune influence sur eux, et les mouvements se
produisent de même, que les yeux soient ouverts ou qu'ils
soient fermés.

Tels sont les caractères symptomatiques, au point de vue de
l'étude des mouvements, de l'*hémichorée post hémorrhagique*.

Dans l'hémichorée præ-hémorrhagique, c'est-à-dire dans
celle qui survient immédiatement à la suite d'un choc apoplectique, les mouvements choréiformes se produisent généralement de la même façon, mais ils ont moins d'amplitude et ils
ne durent que quelques jours. Ils sont rapidement remplacés
par la perte plus ou moins complète des mouvements volontaires, en un mot par l'hémiplégie ; souvent ils n'affectent que
la main ; si la mort ne survient pas rapidement et que, de
nouveau, le malade soit frappé d'un choc apoplectique, les
mouvements choréiformes se reproduisent, et, comme la dernière fois, ils durent seulement quelques jours ; cinq, six attaques peuvent ainsi cinq, six fois être suivies d'hémichorée
avant que l'hémiplégie ne s'établisse.

L'hémichorée peut être symptomatique de l'atrophie partielle
du cerveau ; le plus souvent, comme on le sait, ces altérations
amènent une hémiplégie incurable, avec contracture ; or l'hémiplégie peut être remplacée, dès l'origine, par une hémichorée à mouvements étendus comme dans l'hémichorée *post-*

hémorrhagique, et une fois constituée elle dure toute la vie.

Il est encore, au point de vue des mouvements, une autre forme d'hémichorée cérébrale ; c'est celle qui est liée à l'existence de tumeur intra-crânienne. Dans celle-là et encore plus peut-être que dans la précédente, les mouvements choréiques sont moins accusés comme étendue, que dans l'hémichorée post-hémorrhagique ; le début n'est pas brusque ; c'est lentement que les phénomènes moteurs se manifestent ; d'ailleurs comme le montrent les observations, cette forme n'est pas nécessairement accompagnée d'hémiplégie ; souvent les mouvements choréiques sont limités à une main ; ils peuvent durer très-longtemps.

Jusqu'à présent nous n'avons envisagé que le phénomène *hémichorée*; il nous faut maintenant étudier les autres symptômes qui existent en même temps que celui-là chez les malades ayant une lésion cérébrale susceptible de produire ces mouvements choréiformes.

Il faut maintenir les diverses catégories établies plus haut, relativement au mode de début.

Dans les cas d'hémichorée post-hémorrhagique ordinaires, c'est-à-dire dans ceux qui se sont montrés un certain temps après l'attaque apoplectique, au moment où l'hémiplégie disparaît, les malades, quand les mouvements choréiformes se produisent, sont généralement revenus à la santé : toutes les fonctions s'exécutent bien ; l'appétit et le sommeil sont ce qu'ils étaient avant le début de la maladie ; l'intelligence est nette ; la fonction du langage conservée.

Très-habituellement l'hémichorée coexiste avec une hémiplégie du mouvement incomplète.

Nous supposons, pour un instant, que l'hémiplégie existe seule; elle est assez faible ; le bras et la jambe ont conservé leurs mouvements en partie ; ainsi le bras peut être élevé à la hauteur du front, souvent au-delà et la jambe sert très-bien d'appui et exécute des mouvements assez étendus dans la marche ; c'est parce que les secousses choréiques gênent et entravent ces mouvements que la marche devient difficile; il importe de noter que l'hémiplégie de mouvements est accompagnée d'un certain degré de contracture des muscles du bras

et de la jambe, contractures très-peu marquées, mais constantes ; en outre, jamais il n'y a d'*atrophie musculaire, ni
de déformation quelconque.*

Mais si, en somme, l'hémiplégie de motilité est assez incomplète, c'est tout le contraire pour *l'hémiplégie de sensibilité,* du moins souvent ; celle-ci, dans l'immense majorité
des cas, est complète, absolue, en un mot il existe du même
côté que l'hémichorée une *hémianesthésie* semblable en
tout à celles des *hystériques ovariennes.*

De même que chez celles-ci, l'hémianesthésie occupe toute
la moitié du corps (tête, cou, tronc, membres); elle se limite
très-exactement à la ligne médiane, où elle empiète très-peu
sur le côté opposé ; la sensibilité sous ces différents modes,
froid, chaud, douleurs, tact, a disparu.

Mais ce que nous tenons à mettre en relief encore une
fois, c'est que les *sens spéciaux,* tout aussi bien que la sensibilité générale, sont anesthésiés quand il y a *hémianesthésie.*

Il ne faut pas oublier cependant que l'on peut rencontrer
l'hémichorée post-hémorrhagique sans hémianesthésie.

Tels sont les symptômes qui se montrent chez les malades
atteints de *chorée post-hémorrhagique;* nous ajoutons que,
dans l'espèce, ces symptômes, sans presque subir de chan-
gements, persistent ainsi jusqu'à la mort des malades.

Dans l'hémichorée *prœ-hémorrhagique,* deux cas peuvent
se présenter : 1° ou bien, aussitôt après l'attaque apoplectique,
les mouvements choréiques s'établissent, et le malade reste
dans le coma ou tout au moins dans l'état cérébral, consé-
cutif à une lésion grave de l'encéphale ; les mouvements disparaissent au bout de quelques jours ; l'hémiplégie s'établit
et la mort arrive en 8, 10, 20 jours ; dans ces cas, il y a souvent l'hémianesthésie ; 2° dans d'autres circonstances, les
mouvements se produisent comme précédemment ; aussitôt
après le choc apoplectique, l'hémiplégie survient, mais les
malades guérissent ; s'il se produit une nouvelle attaque, les
accidents choréiformes se rétablissent pour quelques jours,
puis hémiplégie, puis guérison relative, et ainsi de suite jusqu'à la mort ; cinq ou six fois les mouvements choréiformes

peuvent apparaître ou disparaître ; en même temps que ces mouvements, on remarque encore assez fréquemment l'hémianesthésie. L'hémichorée prœ-hémorrhagique a une signification pronostique plus grave que la précédente.

L'hémichorée dépendant de l'atrophie cérébrale, n'est qu'un épisode dans le cours de cette affection organique incurable ; à l'hémiplégie succèdent les mouvements choréiformes; ils durent presque toujours toute la vie.

Ces atrophies cérébrales, limitées le plus souvent à un seul hémisphère, remontent à une maladie cérébrale de l'enfance, ou même de la vie intra-utérine (thèse de Cotard) ; l'encéphalite traumatique, le ramollissement, l'hémorrhagie cérébrale, l'hémorrhagie méningée, la sclérose lobaire, en sont le plus souvent les causes ; il y a un affaiblissement plus ou moins marqué de l'intelligence, ou la conservation parfaite des facultés intellectuelles, du mutisme, des troubles de langage ; souvent des attaques épileptiques sont l'apanage de ces malheureux ainsi frappés dès le berceau. L'hémianesthésie n'a pas été rencontrée jusqu'ici.

L'hémichorée *symptomatique* des tumeurs cérébrales ajoute un signe de plus à ceux bien connus qui se montrent souvent lorsqu'il existe un néoplasme ; il a un avantage, c'est de pouvoir servir à la *localisation de la tumeur* ; l'hémianesthésie n'existe presque jamais, du moins en est-il ainsi dans les observations publiées jusqu'ici.

Tel est le symptôme *hémichorée* produit par une *lésion cérébrale*.

Les mouvements choréiformes, qui constituent le caractère essentiel de ce phénomène sont bien ceux de la chorée ordinaire ; nous avons groupé autour de lui les autres symptômes qui peuvent l'accompagner. Notre étude n'a porté que sur un ensemble des signes dérivant d'une *lésion du cerveau*. Nous ne ferons actuellement pas d'autres applications, les réservant pour le moment où nous discuterons la question physiologique.

Avant de passer au diagnostic différentiel de l'hémichorée et des affections qui peuvent la simuler, nous donnerons les observations que nous avons pu rassembler et les divisant ainsi :

1° Hémichorée post-hémorrhagique.
—   *a.* Avec autopsie.
—   *b.* Sans autopsie.
2° Hémichorée prœ-hémorrhagique avec autopsie.
3°   —   dans l'atrophie cérébrale du cerveau.
4° Hémichorée symptomatique des tumeurs.
—   Sans autopsie;
—   Avec autopsie.

Observation d'hémichorrée post-hémorrhagique avec autopsie.

OBSERVATION II.

HÉMICHORÉE POST-HÉMORRHAGIQUE AVEC AUTOPSIE;

Hémorrhagie cérébrale.— Hémiplégie incomplète.— Contractures légères consécutives. — Hémichorée du côté hémiplégié, lors du retour du mouvement. — Lésions de la capsule interne.

Dor. (Louise), 77 ans. Entrée à la Salpétrière, le 18 avril 1861, salle Saint-Mathieu. (Service de M. VULPIAN.)

Renseignements. Il y a trois ans, la malade perd connaissance presque subitement; elle est portée à l'Hôtel-Dieu où elle reste 15 jours; elle avait été bien portante jusqu'alors ; pas nerveuse. Quelque temps seulement après, elle commence à avoir des mouvements saccadés involontaires dans tout le côté droit du corps, surtout dans le bras. — La vue de l'œil droit a été affaiblie à partir de cette époque. — Depuis trois jours, frissons, point de côté à droite; perte de l'appétit; quelques vomissements.

État actuel. Mouvements continuels choréiformes du membre supérieur droit. — Dans l'attitude ordinaire de la malade, l'avant-bras est assez fortement fléchi sur le bras dans la pronation, la main est un peu fléchie sur l'avant-bras.

On éprouve une notable résistance lorsque l'on veut étendre l'avant-bras sur la main. — Mouvements continuels individuels de l'avant-bras. Il y a aussi des muscles qui se contractent continuellement, (grand et petit pectoral). Ce sont des contractions rhythmiques qui rapprochent le bras du corps. Les contractions des muscles de l'avant-bras produisent des mouvements des doigts, mouvements qui les allongent ou les fléchissent, soit ensemble, soit le plus souvent indépendamment les uns des autres, ou même comme à contre-temps; les uns se fléchissent pendant que les autres s'étendent ; le mouvement de flexion est le plus fréquent.

La malade peut étendre elle-même l'avant-bras et la main, mais sans qu'il y ait fixité dans la position ; les contractions rhythmiques des faisceaux du pectoral produisent des mouvements rhythmiques d'adduction et d'abduction de tout le membre, et les contractions des muscles anti-brachiaux amènent des mouvements incohérents des doigts et de la main.

La malade peut serrer assez fort la main qu'on lui donne. Lorsqu'elle tient un objet (*cuiller*), elle ne peut pas le tenir longtemps bien qu'elle le *sente*, elle le laisse échapper. Si elle cherche à prendre un objet sur son lit, elle est obligée de faire plusieurs essais, le premier ne réussissant pas d'ordinaire ; lorqu'elle a la cuiller à la main, si elle cherche à l'approcher de sa bouche, c'est par mouvements saccadés déréglés ; sa cuiller s'inclinant et se relevant dans tous les sens, et n'étant conduite à la bouche qu'après une série de divagation de mouvements.

Aucun mouvement anormal dans la face, les yeux, la langue.

Dans le membre inférieur droit, il n'y a jamais eu de mouvement non plus. Lorsqu'elle marche, elle traîne un peu la jambe ; cela n'est plus appréciable, quand elle a marché un certain temps. Les mouvements se suspendent pendant le sommeil.

Sensibilité à la piqûre bien conservée, à peu près comme de l'autre côté, la sensibilité tactile, au contraire, est presque nulle, de même pour la sensibilité à la température.

La malade sort, sur sa demande, le 5 mai 1861 ; les mouvements choréiformes sont les mêmes.

Rentre le 30 juillet pour de la diarrhée. — Les mouvements choréiformes n'ont pas varié. — Sort le 18 août. Même état au point de vue des mouvements.

Pendant plusieurs années, elle vient ainsi à l'infirmerie pour différentes indispositions, les mouvements choréiformes persistent absolument les mêmes.

La malade est prise d'une pneumonie dans les derniers jours de février 1867 ; elle meurt le 27, au matin.

AUTOPSIE. L'avant-bras droit est encore à demi-fléchi sur le bras ; le poignet est en flexion ; les doigts ont conservé à peu près leur attitude ordinaire.

Cerveau. Les artères de la base de l'encéphale sont athéromateuses. Aucune lésion des parties blanches des hémisphères ; pas de ramollissement, pas de lacunes. — Ventricules latéraux notablement élargis, et remplis d'une quantité assez considérable de liquide tout-à-fait transparent.

Dans la *partie postérieure* de la *couche* optique gauche, on trouve un ancien foyer à parois affaissées ; ces parois inégales, irrégulières, offrent une coloration gris brunâtre, avec des points d'une coloration jaune d'ocre. Ce foyer occupe environ un tiers de l'étendue totale de la couche optique; il se prolonge en arrière jusqu'à la limite externe du tubercule quadrijumeau antérieur, mais sans empiéter sur ce tubercule. Il est séparé, auprès de ce tubercule, de la surface libre de la couche optique par une assez mince lame de substance blanche non altérée.

Rien dans le corps strié gauche. — Aucune lésion dans la couche optique et le corps strié du côté droit. — Rien dans les autres parties de l'encéphale; en particulier, rien de visible comme atrophie. — *Moelle épinière* normale.

Cavité thoracique. Pneumonie au 3° degré occupant la partie postérieure du lobe supérieur du poumon droit. A gauche pleurésie récente. Rien d'important à noter dans les autres organes.

Remarques.— Cette observation, dont un résumé est publié dans les thèses de MM. Lépine, Veyssière, est un exemple frappant d'hémichorée accompagnant une lésion cérébrale, venant en même temps qu'elle, et durant jusqu'à la mort de la malade.

OBSERVATION III.

Foyer hémorrhagique dans le domaine de l'artère optique postérieure. Hémiplégie, puis hémichorée. Hémianesthésie.

Terr... est entrée à la Salpétrière en avril 1870 (service de M. Charcot).

Cette femme, cinq ou six ans avant son admission, avait été frappée tout à coup d'hémiplégie à gauche. Les mouvements choréiformes qui existent encore aujourd'hui dans les membres de ce côté, se sont développées au moment où les symptômes de paralysie motrice commençaient à s'amender. Accusés, surtout au membre supérieur, les mouvements anormaux se produisent d'une manière constante en dehors de toute incitation volontaire, mais ils s'exaspèrent remarqnablement dans l'accomplissement d'actes intentionnels. Ils ne cessent que pendant le sommeil.

La malade a été examinée, à plusieurs reprises dans le cours des dernières années, et plusieurs fois on avait très-nettement constaté l'existence d'une hémianesthésie du côté atteint de chorée, dans les derniers temps de sa vie, cette diminution de la sensibilité était beaucoup moins accentuée. — La malade succomba à la suite d'une nouvelle attaque d'apoplexie.

Autopsie. On trouve, en suivant le ventricule latéral, du côté droit, un foyer ocreux, vestige d'une ancienne hémorrhagie.

Ce foyer aplati, dont le diamètre est à peu près celui d'une pièce de 1 franc, intéresse les parties suivantes : 1° l'extrémité antérieure et externe de la couche optique ; 2° le tubercule quadrijumeau antérieur correspondant qui a conservé sa dimension, mais est légèrement teinté en jaune ; 3° l'extrémité la plus tenue du noyau caudé ; enfin, les parties du ventricule qui sont immédiatement en arrière et en dehors de l'extrémité postérieure de la couche optique et du corps strié.

Le foyer récent, qui avait déterminé les accidents terminaux, était placé superficiellement, immédiatement au-dessous de la couche corticale dans le lobe occipital gauche (1). (PL. III, *Fig.* 2).

OBSERVATION IV.

Foyer ocreux dans le domaine de l'artère optique postérieure.
Hémichorée post-hémiplégique.

La nommée Simard, âgée de 71 ans, admise à l'hospice de la Salpétrière (service de M. CHARCOT).

Hémiplégie développée tout à coup et avec perte de connaissance, il y a six ans. Les *mouvements choréiformes* ont commencé à paraître deux ou trois mois après l'attaque apoplectique, et ils n'ont pas cessé d'exister, depuis cette époque. On n'a pas recherché dans ce cas l'état de la sensibilité.

Les lésions sont tout à fait semblables à celles qui ont été signalées à propos du cas de Terret, avec cette différence seulement que chez Simard le foyer ocreux s'étendait jusque sur l'étage supérieur du pédoncule cérébral (2).

OBSERVATION V.

Hémianesthésie à droite; parésie et mouvements choréiformes
à droite. Ramollissement lacunaire à gauche, au pied de la
couronne rayonnante, dans la circonvolution de l'opercule ; id.
dans l'épaisseur des noyaux lenticulaires et caudés, et sur la
partie postérieure de la capsule interne.

Lég..., 64 ans. — Entrée à l'infirmerie de la Salpétrière, le 4 février 1873 (Service de M. CHARCOT).

Renseignements. — Bien portante habituellement. Au mois de janvier 1872, elle eut des étourdissements, et à la suite une hémiplégie droite ; cette paralysie était assez incomplète. Dans l'été de 1872, elle se lève la nuit pour uriner et ne peut se recoucher ; les infirmières la replacent dans son lit ; elle parle du nez, et, quand elle boit, les boissons reviennent par le nez.

---

(1) Cette observation est insérée dans la thèse de M. Lépine,
(2) Thèse de M. Lépine.

Etat actuel. Hémiplégie droite incomplète, au point de vue du mouvement, en ce sens que la malade peut encore effectuer quelques légers mouvements avec son bras et sa jambe.

Hémianesthésie complète à droite ; la ligne médiane du corps est la limite de l'anesthésie (la sensibilité sous toutes ses formes, est disparue). Le côté gauche est normal. — Les boissons reviennent par le nez ; elle a eu un accès de suffocation en essayant de manger un peu de viande.

7 *février* 1873, trois jours après l'entrée, on note que pendant la marche, elle tient le bras droit écarté du tronc, fléchi à angle droit, et agité de mouvements particuliers et *incessants* d'oscillation. On est obligé de la nourrir avec la sonde. Vers le 15 février, les symptômes bulbaires s'étant peu à peu amendés, la malade peut manger et déglutir.

6 *octobre* 1873. La malade s'est affaiblie progressivement ; depuis un mois, elle ne peut plus descendre de son lit.

Le membre supérieur droit est le siége d'une sorte de tremblement qui s'accuse surtout quand elle veut porter un objet à sa bouche, mais aussi il existe quoique *moins prononcé pendant le repos.*

Au repos il y a un certain degré d'instabilité ; elle meut les doigts les uns après les autres, et des secousses musculaires se produisent dans l'avant-bras ; elles fléchissent à demi, l'avant-bras sur le bras. — Léger degré de contracture.

Les membres inférieurs, *surtout le droit,* sont demi-fléchis ; dans ce dernier, contractions incessantes, *même au repos,* comme au membre supérieur ; elles portent le pied dans différentes directions.

Du côté de la face, il y a également des mouvements spasmodiques, *incessants,* mais s'accusant surtout quand la malade veut parler.

Elle meurt d'une pneumonie lobulaire généralisée du côté droit; le 7 octobre 1873, les mouvements choréiques du côté de l'hémiplégie ont persisté jusqu'au moment de la mort.

Autopsie, le 9 octobre 1873. — *Cerveau.* A la face inférieure, les méninges sont épaissies et opaques. Les grosses artères sont relativement peu athéromateuses. Le calibre des sylviennes est intact. On fait une première coupe perpendiculaire au grand axe de l'encéphale, à 0,01 cent. environ, en arrière du chiasma des nerfs optiques ; cette coupe tombe, à gauche, sur deux foyers de ramollissement distincts à ce niveau, mais qui se confondent sur une coupe faite un peu en avant de la première.

Le ramollissement lacunaire interné de ce côté gauche, intéresse le pied de la couronne rayonnante dans la circonvolution de l'opuscule; un peu, les noyaux lenticulaires et caudés, ainsi que la partie postérieure de la capsule interne.

Hémisphère droit sain; *protubérance bulbe,* id.

Poumons-lésions de la pneumonie lobulaire dans le poumon droit. — Rien de particulier dans les autres organes.

Observations d'hémichorée post-hémorrhagique |sans autopsie.

OBSERVATION VI.

HÉMICHORÉE POST-HÉMORRHAGIQUE SANS AUTOPSIE.

Parr... Victor., 73 ans, salle Saint-Alexandre, n° 16, (service de M. CHARCOT).

Renseignements. N'a jamais été malade. Réglée à 16 ans, n'a plus été réglée à 53 ans. A eu six enfants; les couches ont toujours été bonnes. Il y a quatre ans, pendant un fort orage, elle perdit tout d'un coup connaissance et en se réveillant elle était paralysée du bras et de la jambe droite. L'hémiplégie était assez incomplète ; la malade pouvait marcher avec un bâton.

Au bout de *deux mois*, il survint, dans le bras et dans la jambe du côté hémiplégiée des mouvements involontaires, qui, depuis ce moment ont toujours persisté. Elle est entrée comme infirme à la Salpétrière le 15 juillet 1872.

Etat actuel 10 juillet 1875. Depuis trois jours, la malade a des envies fréquentes de vomir; elle est toute courbaturée, sans appétit. — La langue est blanche, saburrale ; tous les aliments ont, dit-elle, goût de terre. — Constipation; elle ne va à la garde-robe qu'avec des lavements purgatifs. — Urine rare, foncée ; point de sucre, point d'albumine. — Toux quinteuse. Crachats couleur jus d'abricot, adhérents au crachoir. — La percussion du thorax donne de la submatité dans le côté gauche de la poitrine ; tiers inférieur de la face postérieure. Pas de point de côté. — Rien du côté opposé.

A l'auscultation souffle très-intense dans la partie mate ; ce souffle est entremêlé de bouffées de râles crépitants à l'inspiration. Auscultation du cœur, pas de souffle ; pas de frottements. — Battements précipités, réguliers. Pouls 120; T. R. 39°, 2. — Coloration rouge de la pommette gauche.

Membres. La malade a une hémiplégie droite, datant de quatre ans. — L'hémiplégie du mouvement est assez incomplète ; la malade peut porter sa main sur sa tête, et élever son pied en l'air facilement.

Examinée au repos et couchée, on voit que *sans cesse* le bras et la jambe du côté droit sont animés de mouvements.

La main, étant placée le long de la cuisse, s'écarte d'elle-même : elle se fléchit ou s'étend sur le poignet ; les doigts s'écartent, se rapprochent ; la main se ferme et s'entr'ouvre ; tous ces mouvements divers sont accomplis très-rapidement. Quelquefois le bras tout entier se lève à quelques centimètres au-dessus du lit. En excitant la malade, tous ces mouvements choréiques s'exagèrent bien davantage.

C'est principalement pendant les mouvements intentionnels, comme, par exemple, ceux de porter un verre à la bouche que ces mouvements choréiques présentent leur plus grande amplitude ; alors ils deviennent tout-à-fait désordonnés et il faut un certain temps à la malade, et une grande dépense de volonté, pour arriver à son but.

Même remarque pour le membre inférieur droit ; au repos, on voit par instant la jambe se fléchir sur la cuisse, le pied sur la jambe ; ce dernier s'incline fréquemment en dedans, en dehors ; les doigts s'étendent, se fléchissent ; de même que pour les bras, les mouvements choréiques s'exagèrent beaucoup lors des déplacements volontaires du membre. Ces mouvements cessent pendant le sommeil.

La face est parfaitement régulière ; la langue est tirée à droite. — Point d'atrophie; très-léger degré de contracture.

Sensibilité. La sensibilité à la douleur est exagérée ; il y a une véritable hypéresthésie dans tout le côté droit du corps. En outre la malade se plaint de sensations, d'engourdissements, de fourmillements. La sensation du tact est également exagérée ; celle à la chaleur, au froid, un peu diminuée. Les substances sapides sont à peu près aussi bien perçues sur la moitié droite de la langue que sur la gauche ; de même pour les substances odorantes, dans la narine droite.

La *vue* est un peu plus faible à droite qu'à gauche. — Examen fonctionnel de l'œil. Rien de particulier.

Le côté gauche est parfaitement normal, au point de vue du mouvement, de la sensibilité.

OBSERVATION VII.

HÉMIANESTHÉSIE ET HÉMICHORÉE POST-HÉMORRHAGIQUE.

Roncille Marie-Céleste, 50 ans, 43, salle Sainte-Françoise, à l'hospice de la Salpétrière (service de M. CHARCOT). Entrée à l'infirmerie le 23 juillet 1869. Cette malade a été réglée à 15 ans, sans accident, et elle a vu régulièrement jusqu'à 31 ans. A partir de cet âge, ses menstrues, irrégulières et peu abondantes, n'ont paru que tous les deux ou trois mois jusqu'en 1864, époque où survinrent les accidents à la suite desquels elle est entrée à la Salpétrière.

Dans sa jeunesse, elle a eu une fièvre typhoïde, à 26 ans une fièvre cérébrale ? dont les conséquences furent, pendant quelques mois, un affaiblissement de l'intelligence et une perte presque complète de la mémoire. Bien que d'un caractère vif, emporté et impressionnable, elle n'a jamais eu d'attaques de nerfs, ni présenté aucun symptôme d'hystérie.

Le 16 décembre 1864 (elle attendait ses règles qui, depuis n'ont pas reparu), elle fut prise dans la soirée, sans malaise prémonitoire, d'un étourdissement subit. Elle tomba à terre sans perdre connaissance, fut prise de vomissements, et quand elle voulut se relever, elle s'aperçut qu'elle était paralysée du côté droit. Elle fit, pour se relever, d'inutiles efforts, en se cramponnant de la main gauche aux meubles voisins. Quand ses maîtres, plusieurs heures après, la transportèrent sur son lit, elle reconnut qu'elle avait perdu l'usage de la parole.

Elle ajoute, sans qu'on l'interroge sur ce point, que depuis cette époque, elle entend plus dur de l'oreille droite et voit moins nettement de l'œil droit, qu'elle n'entend de l'oreille et ne voit de l'œil correspondants.

On la porta à Lariboisière le lendemain, et elle dut y garder le lit pendant quatre mois. Quand elle put se lever, sa jambe traînait encore, son bras restait toujours paralysé, et la parole était encore trop embarrassée pour lui permettre de prononcer les mots. Elle se souvenait bien du nom des objets, mais elle ne pouvait parvenir à l'articuler. Le souvenir de ces faits déjà lointains est aujourd'hui fort précis; mais, dans les premiers temps, sa mémoire était moins nette, elle se rendait difficilement compte des lieux où elle se trouvait et des événements qui s'accomplissaient. La netteté de ces facultés a reparu graduellement, en même temps que revenait la parole.

Sensibilité. — Elle se souvient et rapporte avec précision qu'après son attaque, le médecin pinçait et remuait son bras paralysé sans qu'elle éprouvât la moindre sensation.

Quand elle commença à se lever, sa jambe paralysée heurtait des objets résistants, des meubles, sans qu'elle les sentît non plus que le sol, quand elle s'y appuyait ; elle ne se rendait compte des mouvements qu'elle faisait qu'en voyant son bras ou sa jambe se mouvoir. Elle se souvient d'une ecchymose qu'elle porta longtemps sur le dos de la main droite, dont elle ne connaissait pas l'origine et qui devait être consécutive à un coup violent qu'elle avait reçu sans s'en apercevoir.

Dès le début de sa maladie, son bras et sa jambe paralysés, auxquels ne peuvent être transmis aucun mouvement volontaire, étaient agités de mouvements involontaires, incessants et assez puissants pour se transmettre aux couvertures. L'insensibilité de tout son côté droit ne lui permettait de s'apercevoir de ce tremble-

ment,dont elle n'avait pas conscience, que par la vue et le témoi-
gnage des médecins et des personnes qui l'entouraient.

A la suite de cette attaque, et après un séjour de plusieurs
mois à Lariboisière, elle passa successivement par la Pitié et la
Charité, dans les services de M. Gallard et du professeur Bouil-
laud, pour aboutir définitivement à la Salpétrière.

Depuis son entrée à l'hospice, elle a été deux fois amenée à
l'infirmerie pour des douleurs abdominales ; mais elle n'a éprouvé aucun accident cérébral. L'état général est bon, rien à noter
vers les organes digestifs, respiratoires et circulatoires, si ce n'est
un léger souffle à la base du cœur.

12 *novembre* 1873. *Etat actuel.* — Aucune déviation appréciable des traits de la face, égalité parfaite des pupilles et égale
contraction des paupières.

Sensibilité spéciale. — La malade est actuellement d'une surdité assez prononcée.

Elle affirme néanmoins et sans qu'on le lui demande, que depuis
son attaque elle a toujours mieux entendu de l'oreille gauche.
Elle voit mal de l'œil droit ; un examen attentif permet de reconnaître une sensible inégalité entre l'acuité visuelle des deux yeux
qui est 1/2 environ. Le sucre, le sel, sont un peu moins vite re-
connus sur la moitié droite de la langue.

La sensibilité générale, mesurée à la face avec l'esthésiomètre,
donne les différences suivantes: sur la joue, en avant et près de
la commissure, un écartement des deux pointes de trois centimètres, ne donne qu'une sensation unique de contact; à gauche
les deux pointes, écartées d'un centimètre et demi, sont perçues
distinctement. Un écartement des pointes de deux centimètres et
demi ne produit qu'une sensation sur la moitié droite des lèvres;
les deux pointes écartées seulement de huit millimètres sont
distinguées nettement à gauche.

La sensibilité du membre supérieur est nulle à un contact léger,
elle est affaiblie à la pression et au pincement, et même pervertie
à la température. A la main, à la joue, un pincement énergique est
perçu, mais n'est nullement douloureux, la piqûre profonde, dans
les mêmes points, est peu sensible. Si l'on promène sur la joue
droite une éprouvette contenant de l'eau chaude (70 à 80°), on ne
provoque aucune sensation ; la malade se recule vivement et se
plaint d'une brûlure, dès, qu'avec la même éprouvette, on touche
la joue gauche. En prolongeant l'application de l'éprouvette
chaude sur la joue droite, on ne produit pas la sensation de
chaleur, mais une simple sensation de contact; en insistant encore
davantage, le contact devient une piqûre, mais la malade ne
parvient pas à reconnaître que ces phénomènes sont produits par
un corps chaud.

La même éprouvette est impunément saisie et serrée par la

main droite, sans produire aucune impression de chaleur, la main gauche la lâche brusquement dès qu'elle l'a saisie.

La thermo anesthésie existe à un degré aussi prononcé sur les membres supérieur et inférieur, et sur la moitié du tronc. Les corps froids sont aussi peu sentis que les corps chauds.

Le chatouillement, dans l'intérieur de la main droite, est à peine perçu ; à gauche il provoque des éternuements et du larmoiement. La conjonctive bulbaire est presque insensible à droite.

Etat actuel. 10 *juillet* 1875. *Mouvements choréiformes.* — Le bras et la jambe du côté droit sont, au repos, animés par de petits mouvements involontaires, semblables à ceux qui, dans les mêmes circonstances, se voient dans la chorée ordinaire.

La main est constamment en mouvement : elle est agitée de secousses brusques ; les doigts s'étendent, se fléchissent, se portent en dedans, en dehors souvent, avec une très-grande rapidité. Au membre inférieur le pied, contre la volonté de la malade, est porté dans tous les sens successivement ; la rotule, par instant, est soulevée brusquement par la contraction des muscles de la face antérieure de la cuisse.

Pendant le mouvement, tous ces désordres moteurs s'accusent bien davantage, il y a alors une agitation choréiforme comparable à celle de la sclérose en plaque. Ainsi, quand la malade tient un verre à sa main et qu'elle veut le porter à sa bouche, immédiatement le bras est pris de mouvements tellement désordonnés que le contenu du verre est projeté au loin, et elle ne peut arriver à le maintenir contre sa bouche. Mêmes mouvements irréguliers quand la malade lève la jambe au-dessus du lit.

La malade peut modérer beaucoup ces mouvements choréiformes en serrant fortement la main contre sa cuisse, et les jambes, l'une contre l'autre.

Pendant la marche, si la malade ne se soutient pas avec une béquille, le pied est projeté en dehors et pris de mouvements involontaires. Il n'existe pas de mouvements dans la face.

Hémianesthésie complète de la moitié droite du corps, comme lors de l'examen de M. Veyssière. Léger degré de parésie à droite ; la malade serre moins fort avec la main droite qu'avec la main gauche. L'examen des sens montre qu'ils sont très-anesthésiés (ceux de la moitié droite). *La vision présente la même altération que chez les hystériques* (1).

---

(1) Cette observation a été insérée pour une première partie dans la thèse de M. Veyssière.

OBSERVATION VIII.

Observation communiquée par M. CHARCOT.

M. X. s'est présenté chez moi, le 20 novembre 1871, de la part de M. DUCHENNE (de Boulogne).

Ce monsieur, marchand de drap à E..., faisait de mauvaises affaires depuis plusieurs années, et, en ayant eu de grandes préoccupations, il s'est réveillé le 20 décembre 1870 paralysé du côté gauche, avec flaccidité. Déjà, deux ans avant d'être paralysé, il avait eu de fréquents maux de tête ; depuis quelques mois, antérieurement, en lisant, il voyait les lignes de travers, puis, petit à petit, sa vue a baissé. Sommeil difficile. Battements de cœur depuis deux ans.

L'hémiplégie gauche n'a pas été accompagnée de pertes de connaissance ; mais il a eu, momentanément, un peu d'embarras dans la parole ; il est probable que l'hémiplégie était accompagnée d'anesthésie de toute la moitié du corps, face et tronc compris, tout au moins y a-t-il eu alors de l'engourdissement dans ces parties.

Au bout de deux mois environ, les mouvements commençaient à revenir, lorsque sont survenus des *mouvements choréiformes* dans les membres gauches (bras et jambe). Ces mouvements, dit le malade, ont commencé à l'époque où les mouvements sont reparus et en même temps qu'eux.

Etat actuel. — Aujourd'hui il existe, le malade étant debout, par exemple le bras pendant, des mouvements incessants dans le membre supérieur gauche ; ce sont des mouvements de pronation de la main suivis de mouvements de supination. Il y a aussi des secousses dans l'*épaule* ; ainsi les fibres du grand pectoral et du deltoïde se contractent tout à coup ; ces secousses sont cause de grandes fatigues. Quand le malade doit mouvoir son bras, ces mouvements choréiformes sont encore exagérés.

Quand le malade est couché ou assis, il n'y a pas de grandes agitations ; cependant, on constate qu'il y en a toujours un peu.

Le membre gauche étant tranquille, si le malade veut écrire du bras droit, le membre gauche s'agite.

Le malade accuse des sensations bizarres dans toute l'étendue du côté gauche. La sensibilité est modifiée, mais c'est plutôt de l'hyperesthésie que de l'anesthésie. Le membre gauche est plus faible que le droit ; il ne peut pas serrer aussi bien ; point d'amaigrissement de ce membre.

Il y a un peu d'*hémiopie* ; il ne voit pas aussi bien la moitié gauche d'une canne placée en travers, que la moitié droite. Pas traces d'embarras de la parole ; parfaite netteté des idées ; quelques légères grimaces involontaires dans la face, à gauche.

Du côté de la *jambe gauche*, mouvements choréiformes, mais beaucoup moins accusés qu'au bras. Il exécute d'ailleurs tous les mouvements de la main qui n'offre aucune attitude, ni aucune déormation spéciale. Les mouvements choréiformes sont moins inenses quand il met son bras dans l'extension forcée, et quand il serre fortement un objet à la main.

L'auscultation du cœur et du poumon ne révèle rien d'anormal.

Rien de particulier à noter à droite. Les mouvements choréiformes n'ont pas varié ; mais la force s'est rétablie petit à petit dans le bras et dans la jambe.

La nuit, il ne tremble pas pendant le sommeil ; cependant, à deux ou trois reprises, à la suite de frictions, le bras et la jambe gauches tremblaient très-fort ; cela lui soulevait le corps et le tenait éveillé.

Note complémentaire, 24 décembre 1871. — Le malade, étant assis, si sa main est appliquée sur sa cuisse, le membre supérieur collé au corps, il n'y a pas trace de tremblements ; il n'y en a même pas dans l'épaule qui, pour lui, est le siége principal et le point de départ de tous les accidents. Si le malade veut mouvoir le membre, immédiatement un doigt ou l'autre se meuvent, et des mouvements d'adduction et d'abduction du membre se produisent, puis des mouvements de flexion de l'avant-bras sur le bras ; la main se soulève un peu et s'applique de nouveau sur la cuisse, après avoir subi des mouvements d'adduction et d'abduction. Aussitôt qu'il lève le bras, les doigts s'agitent, se ferment et s'étendent isolément ou ensemble, l'index décrivant quelquefois un cercle, en même temps que se produisent des mouvements d'adduction, d'abduction, de flexion, d'extension de la main ; ce sont le poignet et l'épaule qui s'agitent le plus.

Le membre se trouve alors très-fatigué ; s'il veut porter la main à la bouche, il y a alors de grandes secousses d'extension et de flexion tout-à-fait semblables à celle de la sclérose en plaques.

Le malade tient les mains croisées sur le ventre, en arrière du dos ; les mouvements, même dans cette attitude, ont encore lieu pendant la marche, dans l'épaule ; mais ils sont très-faibles.

Le malade ce jour là est très-explicite ; aussitôt après l'accident et pendant longtemps il sent la moitié gauche du corps engourdie ; il ne la sentait pas avant ; la moitié des lèvres, de la langue, du nez, était morte, dit-il ; et il voyait moins clair de l'œil gauche.

OBSERVATION IX.

HÉMIANESTHÉSIE. — HÉMICHORÉE POST-HÉMORRHAGIQUE.

(MITCHELL. *The american Journal of Med. Sciences*).

Homme 65 ans. Hémiplégie presque subite du côté droit, à la suite de quelques engourdissements.

Anesthésie complète de la moitié du corps de ce même côté, bouche, langue, narine, face, tronc, bras et jambe.

Sentiment de fourmillement dans tout le côté droit. Dans les mouvements, état choréiforme de la main.

En dehors des *mouvements volontaires*, les doigts sont sans cesse en mouvement ; la main s'ouvre, se ferme, se porte en dedans, en dehors. L'émotion augmente, de beaucoup, tous ces phénomènes.

OBSERVATION X.

HÉMICHORÉE POST-HÉMORRHAGIQUE.

(MITCHELL. *Loc. cit.*)

Homme de 30 ans ayant eu plusieurs attaques successives, suivies d'une hémiplégie du côté droit.

Au bout de sept semaines, des mouvements choréiques se montrent dans le bras, dans la jambe du côté droit; et dans la face du même côté. L'individu étant au repos, les mouvements sont peu accusés, et consistent en des mouvements de flexion et d'extension, d'abduction et d'adduction des doigts, de la main ainsi que du pied ; lorsque le malade voulait lever le bras, ces mouvements s'accentuaient beaucoup et devenaient désordonnés; de même pour les mouvements de la face quand il voulait parler.

Nous avons cherché, afin d'établir approximativement la fréquence des cas *d'hémichorée post-hémorrhagique* parmi les *quatre cents hémiplégiques* qui se trouvent en ce moment à la Salpétrière, nous en avons pris CENT au hasard; or, sur CENT femmes hémiplégiques, nous avons trouvé CINQ *hémichoréiques post-hémorrhagiques*, dont voici les observations (nous ne donnons que quelques détails, parce qu'elles répètent absolument la première observation de la femme Parrain).

OBSERVATION XI.

1° Chamour, 67 ans. — Salle Sainte-Rosalie, n° 24 (service de M. Charcot).

Cette femme est paralysée depuis quinze mois; la paralysie est survenue avec perte de connaissance. Elle est restée trois mois au lit. Aujourd'hui le mouvement est revenu presque complétement; mais elle est obligée de se servir d'un bâton pour pouvoir marcher.

C'est quatre mois après l'attaque que sont survenus les *mouvements choréiques ;* le membre supérieur gauche et la jambe du même côté, sont affectés aussi bien pendant l'état de repos que lors des mouvements volontaires, de secousses *choréiques* très-évidentes. Pas d'hémianesthésie; la malade dit que son bras et sa jambe ont été engourdis longtemps. Rien à la face.

OBSERVATION XII.

2° Levet, 63 ans.

Salle Sainte-Valère, n° 28. Service de M. Charcot. Hémiplégie gauche à l'âge de 60 ans, sans perte de connaissance. Restée au lit huit mois. Un an après l'attaque, à la suite des douleurs très-vives dans le bras et la jambe, les mouvements choréiques apparurent. Aujourd'hui hémichorée très-marquée à gauche; pas de trouble de la sensibilité actuellement; rien du côté des yeux. Rien à la face.

OBSERVATION XIII.

3° Boyer, 65 ans. Salle Saint-Marc, n° 45. Hémiplégie à gauche datant de 18 mois. *Hémichorée* ayant commencé cinq mois après. La force musculaire est presque complétement revenue. Pas de troubles de sensibilité. Rien à la face.

OBSERVATION XIV.

4° Nitrota, 65 ans.

Salle Saint-Simon, n° 2. Hémiplégie datant de cinq ans. *Hémianesthésie et hémichorée* depuis quatre ans. Rien à la face.

OBSERVATION XV.

5° Roux Palton. Hémiplégie datant de trois ans. Léger degré de contracture de la main et du coude. *Hémichorée* ayant apparu deux mois après la paralysie ; légère diminution de la sensibilité. Rien à la face.

OBSERVATION XVI.

HÉMICHORÉE SYMPTOMATIQUE D'UNE LÉSION CÉRÉBRALE. — HÉMORRHAGIE OU RAMOLLISSEMENT.

(Observation communiquée par M. Léger, interne des hôpitaux).

Chasset, 66 ans, journalière, est entrée à l'hôpital Cochin, le 10 avril 1876 ; salle Sainte-Marie, n° 3 (service de M. Bucquoy).

Renseignements : Cette femme n'a pas d'enfants. Sa mère morte à 46 ans d'une affection de poitrine qui l'a tenue longtemps au lit, n'a jamais eu d'accidents nerveux ; le père non plus. Elle est assez nerveuse ; dès l'âge de 16 ans, pleurs à la moindre contrariété, et attaque de nerfs qui ne disparaissent qu'à 42 ans. Cependant vers 37 ou 38 ans éclatent des migraines qui la tourmentent souvent ; ainsi pendant 7 ans.

Quelques douleurs vagues dans les membres et les articulations ; n'ayant jamais pris un caractère aigu ; ont pourtant amené, à plusieurs reprises, du gonflement notable des genoux et du pied gauche.

Il y a quatre mois, douleurs dans le ventre, ne l'empêchant pas de vaquer à ses affaires. Mais elles augmentent et la forcent à rester couchée huit jours, pendant lesquels les souffrances étaient très-vives, sans diarrhée, ni vomissements. Ces douleurs, à l'aide de cataplasmes laudanisés, étaient passées depuis six semaines, quand il y a huit jours, sans cause connue, tout-à-coup au milieu de la journée, il lui prend des mouvements involontaires de la jambe droite qui l'auraient fait tomber, si elle ne s'était pas assise. Ils s'étendent presque aussitôt au bras du même côté ; mais déjà depuis deux ou trois jours elle se sentait affaiblie du côté droit, y éprouvait des fourmillements, et ne pouvait plus pousser son aiguille avec son dé.

Etat actuel. Femme petite, maigre, paraissant assez impressionnable. Pas de fièvre, bon appétit, langue humide et normale. Pas de diarrhée. — Plus de douleurs à l'épigastre, même après le repos. La sensibilité à la pression éveille une douleur assez vive à gauche, un peu au-dessus de l'ombilic. Pas de palpitations. Elle en a eu autrefois. Battements du cœur normaux. Rien aux poumons. Fonctionnement normal des muscles concourant à la respiration.

On voit le bras et la jambe agités de mouvements irréguliers qui occasionnent même des contusions. Ils cessent pendant le sommeil, qui est satisfaisant. Ces mouvements n'empêchent pas la malade d'arriver à son but. Elle porte bien la main à la bouche, sans s'écarter de la ligne directe, mais, en allant très-rapidement ce qui l'empêche de boire de la main droite, parce qu'elle renverserait le liquide.

Marche traînante de la jambe droite ; la pointe du pied presque directement en dehors, le genou ne se fléchissant pas, non par impotence quoiqu'elle sente cette jambe plus faible, mais de peur de tomber. Si on soutient la malade, elle fléchit, en effet, très-bien la jambe. La tête et le cou sont au repos.

Déglutition normale. Parole sans aucun trouble; *sensibilité intacte*, paraissant même un peu exagérée le 1er jour.

Elle sent très-bien un affaiblissement notable du côté agité, mais on ne peut l'apprécier bien rigoureusement faute de dynamomètre. Aucune modification de l'intelligence.

Les douleurs articulaires, en faisant explorer les articulations, montrent que la tête du premier métatarse gauche est notablement irrégulière. Saillie latérale externe, se prolongeant entre le premier espace interosseux.

12 avril. La malade se sent maintenant presque aussi forte des deux côtés, et les mouvements volontaires sont notablement diminués.

14 avril. Douleurs dans la jambe et surtout le bras droit, depuis qu'ils sont agités de mouvements ; elles sont comparées à des élancements très-aigus.

20 avril. Le côté agité est beaucoup plus tranquille. Les douleurs y ont disparu. La marche s'effectue presque normalement, seulement en abaissant un peu la jambe droite.

Elle sent, à gauche, des douleurs comme celles qui y existaient avant le tremblement, mais elles ne sont pas, au dire de la malade, du même genre que celles qui ont éprouvé le côté droit, pendant son agitation. Ce sont des douleurs contusives, au lieu des tiraillements.

22 avril. Exeat. Le bras seul est encore un peu agité. — La main faisait quelques mouvements de rotation avant d'agir, et prenait encore un peu brusquement les objets. Mais la malade peut coudre de gros ouvrages, et sort dans l'intention de reprendre son travail.

OBSERVATION XVII.

HÉMICHORÉE SYMPTOMATIQUE D'UNE LÉSION CÉRÉBRALE. — RAMOLLISSEMENT OU HÉMORRHAGIE.

Cornill.. Marie-Marcel, 69 ans, journalier, entre le 4 avril 1876, à l'hôpital Cochin, salle Saint-Jean, n° 24 (service de M. Bucquoy) (1).

(1) Obs. communiquée par M. Léger.

Renseignements. Cet homme fait des couvertures de lit ; ne travaille pas dans un lieu humide et n'a jamais eu de manifestations rhumatismales. Il n'a fait, pour toute maladie, qu'une fluxion de poitrine, il y a 15 ans. Le mardi 28 mars, il se trouve mal et tombe sur le côté gauche. Le lendemain 29 mars, en se réveillant, il est frappé de mouvements involontaires du bras gauche. Ce n'est qu'un jour après que la jambe est prise à son tour. Voyant cet état augmenter, il entre à l'hôpital.

État actuel. Homme encore vigoureux, malgré son âge ; teint couperosé ; atteint d'une blépharite ciliaire très-intense ; par toute sa figure éclate un air de gaîté qu'augmente encore les mouvements bizarres dont elle est agitée continuellement ; il boit ordinairement assez d'alcool, mais sans présenter des signes d'alcoolisme. — Il est sujet, depuis déjà quelque temps, à des étourdissements ; *c'est le côté gauche qui est atteint de mouvements*.

Au repos, ces mouvements sont souvents nuls ; mais quand un s'est produit, une série d'autres, de plus en plus violents, les suivent, et le malade rentre difficilement dans le calme.

C'est toujours le bras qui commence le désordre, la jambe et la tête, même dans ses muscles du cou et de la face, y participent ensuite. Ce tremblement *est franchement choréique*, éloignant par saccades et des mouvements désordonnés, le bras de l'objet qu'il veut atteindre.

La marche se fait par deux ou trois pas ; d'abord assez tranquille, elle est bientôt troublée par ces mouvements, qui jettent le malade de côté, ou en arrière, ou en avant.

Parole un peu saccadée par moments, quand les muscles de la face s'agitent. — Déglutition facile. — Sensibilité générale *et spéciale intacte*. — Approximativement, les deux côtés sont aussi forts. — Caractère, mémoire, intelligence ne présentent aucun trouble.

6 *avril*. Les mouvements sont déjà moins marqués, mais pourtant encore très-sensibles, quand le malade veut faire quelque chose. Ses compagnons de salle, ont vu qu'il était très-tranquille en dormant, que tout mouvement avait alors disparu. Au début cette cessation de mouvement paraîtrait n'avoir pas existé, car le malade se réveillait chez lui, le matin, avec les draps hors du lit.

8 *avril*. Il se plaint, déjà depuis quelque temps, de douleurs dans le derrière du cou, se prolongeant dans l'épaule gauche, et plus accusée depuis deux jours.

Douleurs occupant maintenant le bras, l'épaule et le cou. On perçoit, en mettant la main au niveau de l'articulation, des craquements secs, extrêmement prononcés. L'agitation est à peu près stationnaire.

16 *avril.* Démangeaison très-vive du côté agité.

19 *avril.* On donne pour la première fois un bain sulfureux, qui fait disparaître ces démangeaisons.

25 *avril.* L'état du malade est à peu près stationnaire. Il se lève toute la journée; mais marche en se -portant de temps en temps à droite ou à gauche ; sa démarche est assez bien représentée par celle d'un homme un peu ivre ; le bras est toujours agité de mouvements, qui diminuent d'une façon très-notable, quand le malade y porte son attention. Les douleurs persistent dans l'épaule, et dans la partie supérieure du bras. Mais le caractère n'est changé en rien, toujours aussi gai depuis son séjour à l'hôpital. Les deux côtés sont toujours aussi forts; il n'y a aucune modification de sensibilité, et toutes les fonctions s'accomplissent bien.

Tous ces malades ont présenté d'abord une hémiplégie incomplète au point de vue de la motilité; quelque temps après l'attaque apoplectique, 4 mois, 6 mois, un an, elles ont été prises de mouvements choréiques dans les membres paralysés.

Observation d'hémichorée præ-hémorrhagique avec autopsie.

OBSERVATION XVIII.

HÉMIPLÉGIE GAUCHE (*ramollissement cérébral*). — PRODROMES CHORÉIFORMES. — HÉMICHORÉE PRÆ-HÉMORRHAGIQUE.

Fourneau Charlotte, 72 ans, entrée à l'infirmerie de la Salpétrière (service de M. CHARCOT), le 23 septembre ; morte le 5 octobre.

Renseignements. Trois jours avant l'entrée de la malade à l'infirmerie, on a remarqué qu'elle avait deux ou trois faiblesses par jour, sans perte de connaissance ; la malade sentait l'attaque venir, mais ne pouvait éviter la chute. Le lendemain on s'est aperçu de quelques mouvements choréiformes dans le côté gauche, principalement localisés au bras. Elle ne pouvait rester un moment tranquille; ces mouvements ont cessé le 30 septembre. Elle a éprouvé également des vertiges, dont elle rend compte en disant qu'il lui semblait qu'on la poussait, et qu'elle avait de la tendance à tomber à gauche.

État actuel. — 2 *octobre.* — Dans la journée d'hier vers 2 heures, on s'est aperçu que la malade avait de l'écume à la bouche, qu'elle ne pouvait plus parler ; il a fallu la porter au lit. Ce matin s'étant levée d'elle-même pour aller au cabinet, elle n'a pas pu revenir seule.

La tête est penchée sur l'épaule gauche avec un peu de raideur du muscle sterno-mastoïdien gauche. Les yeux sont toujours dirigés du côté droit ; elle ne peut suivre le doigt qu'on lui montre du côté gauche. La face est grimaçante ; les sillons et les plis du côté droit sont plus marqués qu'à gauche ; en même temps, la commissure labiale droite est attirée en haut. La main gauche est très-chaude ; la droite, froide ; à droite, le pouls est imperceptible ; à gauche on le sent bien.

La malade lève très-bien la jambe droite ; elle ne peut détacher la gauche.

Pas d'athérome des artères susceptibles d'être explorées ; intelligence bien conservée, la malade parle avec difficulté, mais pas d'aphonie.

3 *octobre*. La malade a été assoupie toute la journée et toute la nuit, sans ronflement ; un peu d'agitation. — Embarras gastrique très prononcé. L'état hémiplégique est le même qu'hier.

4 *octobre*. Nombreux râles sous crépitants dans toute la hauteur de la poitrine.

Respiration stertoreuse.

5 *octobre*. Oppression très-grande ; quand on soulève le membre supérieur gauche, il retombe inerte ; le droit est un peu contracturé ; le membre inférieur gauche est flasque et sans mouvements ; la face est tournée du côté droit, les yeux sont fixés et non déviés. Pas de troubles dans la sensibilité. La malade meurt à 3 heures du soir.

Autopsie. *Encéphale*. Les méninges n'offrent rien de particulier. Les artères de la base sont peu athéromateuses. Une division importante de l'artère sylvienne droite est oblitérée par un caillot ancien (thrombose). La surface des circonvolutions est normale. Rien à noter dans l'*hémisphère gauche*. A la coupe l'*hémisphère droit* présente une lésion *très-limitée* occupant *exclusivement* la substance de la capsule interne, au-dessus et en dehors de la partie intra-ventriculaire du corps strié, à peu près à l'union d'un 1/3 postérieur avec les 2/3 antérieurs de ce noyau. Diffluence très-évidente de la substance blanche en ce point ; l'étendue de la portion ramollie est celle d'une noisette. Nombreux corps granuleux au microscope.

Rien de particulier à noter dans les autres organes.

Remarque. — Cette observation, recueillie avant que l'attention ne fût appelée sur ces phénomènes de localisation cérébrale, a une grande importance ; les mouvements choréiformes qui ont précédé l'hémiplégie de mouvements étaient très-nets.

OBSERVATION XIX.

HÉMORRHAGIE RÉCENTE DE LA COUCHE OPTIQUE.

Début par des mouvements choréiformes.

Cobin, 72 ans. Entrée à l'infirmerie de la Salpétrière, le 30 juin 1870. Morte le 26 juillet 1870 (service de M. Charcot).

Renseignements. Vers huit heures du matin, le 30 juin 1870, cette femme qui était debout, en train de rire et de causer, est tombée au moment où elle ramassait quelque chose ; elle s'est un peu blessée au menton dans cette chute. Il paraît qu'elle n'a pas perdu complétement connaissance.

État actuel (1 heure après l'accident). Elle est parfaitement réveillée et a la face pâle. La commissure labiale droite est tirée en haut. Elle vomit des matières jaunâtres et de l'écume. Douleur assez vive dans la moitié droite de la tête ; bourdonnements dans l'oreille droite.

La main gauche exécute des mouvements automatiques et involontaires, constants : quand on lui dit de porter cette main gauche à la figure, elle le fait par des mouvements saccadés et avec des oscillations assez étendues ; de plus, on la voit frotter fréquemment sa main gauche avec la droite, afin, dit-elle, d'empêcher ces mouvements involontaires.

Elle éprouve des engourdissements dans cette main. Pas de différence de température entre les mains. Pas d'embarras de la jambe.

La *sensibilité est très-amoindrie* à GAUCHE.

Elle meut ses deux bras également, mais elle tient la jambe gauche en l'air, beaucoup moins longtemps. Pas de contractures.

Bruissement dans l'oreille droite. Pas de déviation de la tête, ni de la langue. — Pouls faible, régulier. — Respiration tranquille.

1er *juillet.* Paralysie faciale assez bien dessinée.

Le bras gauche est davantage paralysé ; les mouvements choréiformes sont moins accusés et ne résident plus que dans les doigts. Douleur de tête ; bruissements d'oreille.

2 *juillet.* La tête est tournée du côté droit ; la malade ne peut la tourner à gauche ; intelligence toujours nette. Elle se plaint d'avaler difficilement.

3 *juillet.* Même état. *Les mouvements choréiformes* persistent encore un peu.

4 *juillet.* L'hémiplégie est complète. Les mouvements choréiformes ont disparu.

Les jours suivants, l'état de la malade s'améliore un peu.

8 *juillet.* L'amélioration fait place à une aggravation. A partir de ce moment, elle s'affaiblit d'une manière progressive et refuse de manger ; elle meurt le 26 juillet.

Autopsie. *Encéphale.* Vaisseau de la base, athéromateux, avec plaques calcaires.

Foyer hémorrhagique de la grosseur d'une petite noix, dans la partie la plus postérieure et la plus interne de la couche optique de l'hémisphère droit. — Rien à noter dans l'hémisphère gauche.

Nombreux anévrysmes miliaires dans les circonvolutions.

Le foyer s'était ouvert à la surface de la couche optique, mais sans effusion de sang. Le corps strié n'était pas affecté. Le tubercule quadrijumeau droit n'était pas atteint, mais il était refoulé et comprimé.

Il s'agit là d'un foyer de couleur acajou ; le contenu paraît composé de couches fibrineuses concentriques ; il n'y a presque pas de masses liquides ; tout est solide ou à peu près.

OBSERVATION XX.

HÉMICHORÉE. — RAMOLLISSEMENT CÉRÉBRAL.

Borel Julie, 75 ans. Entrée le 30 mars 1868, salle Saint-Nicolas à la Salpétrière (service de M. Vulpian), morte le 17 avril 1869.

Renseignements. En 1867, elle fait un premier séjour à l'infirmerie ; à ce moment elle parlait d'une façon saccadée ; chaque syllabe était coupée par une ou plusieurs syllabes comme ta, da la, ou chaque syllabe était répétée plusieurs fois.

Pas de trouble de mouvements bien nets. A 3 heures de l'après-midi, le 30 mars 1868, on s'aperçoit que la malade est paralysée ; elle venait de tomber à terre sans connaissance.

État actuel. — Coma. — Respiration rapide, saccadée. Elle prononce quelques mots mal articulés, inintelligibles. Elle tire la la langue, remue les bras. Chaleur très-notable de la figure, surtout du côté droit. La face est irrégulière, grimaçante ; on y remarque de petites secousses rapides, qui portent surtout sur le côté droit.

Les muscles du cou, du côté correspondant, sont agités par des secousses analogues, existant dans tout le membre supérieur droit qui est un peu raide et ramené à chaque instant, à angle droit, vers la poitrine. Les secousses, très-brèves, se manifestent surtout quand la malade lève le bras.

Le membre inférieur droit offre aussi des secousses, correspondant à celles décrites plus haut.

La tête est déviée fortement à droite ; elle s'y maintient par une contraction violente des muscles de la partie latérale du

cou. Les yeux sont animés, sur place, de mouvements oscillatoires rapides.

La sensibilité sur le côté droit du corps est retardée. Le côté
gauche est normal. Parfois les secousses choréiformes s'arrêtent
ou se modèrent, par le contact ou le pincement.

31 *mars*. L'état général est meilleur ; les secousses convulsives existent encore, mais moins prononcées.

1er *avril*. Mieux notable. La paralysie est beaucoup moins
marquée dans le côté droit.

Trémulation assez marquée du membre supérieur gauche ;
quelquefois le tremblement se remarque aussi à droite ; les mâchoires sont, elles-mêmes, agitées de mouvements. La raideur
des muscles du cou est beaucoup moins considérable.

2 *avril*. Le mieux continue.

6 *avril*. Mieux très-notable ; la langue qui, les premiers jours,
était déviée à droite, est maintenant très-droite.

14 *avril*. La malade a été un peu excitée la nuit ; le matin, un
peu d'état gastrique. Sort le 12 mai 1868.

La malade *rentre* à l'infirmerie le 3 *août* 1868. Elle a perdu connaissance le matin.

Secousses convulsives du côté droit; muscles de la face, du tronc,
du bras, de la cuisse et de la jambe.

Mêmes particularités que celles qui ont été décrites lors de la
dernière attaque. La tête est fortement penchée vers la droite ; les
yeux sont déviés de ce côté.

Le soir, la connaissance est revenue; elle n'a plus de secousses. Ne peut prononcer que quelques syllabes : atatata, chata-
tata.

4 *août*. A été très-agitée dans la nuit. Le bras droit ne retombe
plus comme une masse inerte, mais elle ne peut s'en servir. La
parole offre toujours les mêmes caractères. Paraît bien plus sensible à gauche qu'à droite.

5 *août*. Etat général meilleur.

6 *août*. Commence à pouvoir se servir de son bras droit.

30 *octobre*. Nouvelle attaque analogue aux précédentes. Mêmes
secousses choréiformes, bornées aux muscles du côté droit
(face, bras et jambe). Le bras droit et la jambe sont presque complètement privés de mouvements.

31 *octobre*. La malade va mieux. Les mouvements choréiformes
existent également à gauche.

1er *novembre*. Aujourd'hui la motilité est tout à fait revenue.
On voit encore les mêmes secousses localisées à droite.

2 *novembre*. Les mouvements choréiformes sont moins prononcés, mais ils existent toujours.

Ces mouvements sont *suspendus pendant le sommeil*.

3 *novembre*. Les mouvements choréiformes sont plus violents qu'hier ; la malade a été très-agitée la nuit.

4 *novembre*. La malade est beaucoup plus calme ; les mouvements sont moins forts.

5 *novembre*. Ce matin, les mouvements sont encore violents ; une éruption herpétique est apparue sur le côté droit de la bouche.

7 *novembre*. La malade est calme ; encore quelques mouvements choréiformes, mais moins accusés.

9 *novembre*. Les mouvements sont disparus.

17 *novembre*. Ce jour, les mouvements choréiformes sont apparus de nouveau.

23 *novembre*. Les mouvements ont complètement cessé.

29 *novembre*. Le bras gauche est le siége de quelques mouvements involontaires.

3 *décembre*. La malade répète les mots qu'elle entend ; elle les applique à tous les objets indistinctement.

11 *décembre*. La malade, très-agitée la nuit, s'est levée plusieurs fois ; elle a fait une chute en allant au cabinet. Bosses sanguines sur les deux parties latérales du crâne.

19 *décembre*. La malade est bien plus affaissée que de coutume. Les bosses sanguines sont très-douloureuses.

21 *décembre*. Amélioration notable.

7 *janvier*. Elle est de nouveau très-agitée ; on est obligé de l'attacher dans son lit.

13 *avril*. Nouvelle attaque, suivie encore de l'apparition des mouvements choréiformes dans le côté droit du corps.

15 *avril*. L'affaiblissement est très-grand ; les secousses convulsives cessent par instant. — Elle meurt le 17 avril 1869, sans avoir présenté d'autres phénomènes. — Encore un léger tremblement dans le bras gauche, au moment de la mort.

Autopsie. — *Cerveau*. Les artères de la base de l'encéphale sont athéromateuses.

Hémisphère cérébral gauche ; teinte grise, terreuse, des deux circonvolutions, sur le bord latéral externe près de la circonvolution marginale. — Le ventricule latéral gauche étant ouvert, on voit, à la partie postérieure et inférieure de son prolongement occipital, une dépression profonde du plancher inférieur pouvant admettre là pulpe du petit doigt ; et tout autour de cette dépression, on aperçoit, par transparence, une teinte jaune d'ocre : une coupe faite à ce niveau, montre que le foyer est en communication avec celui de la circonvolution du bord externe.

Sur la partie externe et postérieure de la couche optique, se trouve une plaque déprimée, circulaire, ayant un centimètre et demi de diamètre, d'une teinte gris-brunâtre, indiquant l'existence d'un foyer ancien ; ce même foyer a détruit la partie postérieure cordiforme, du noyau extra-ventriculaire du corps strié.

Une coupe transversale montre que la circonvolution marginale antérieure du côté gauche, est occupée par un foyer se prolongeant en forme de fente peu profonde dans la partie antérieure de la deuxième et de la troisième circonvolution frontale, n'empiétant pas de plus de 2 ou 3 millimètres, sur chacune de ces circonvolutions.

Ce foyer, qui siége plus spécialement dans la circonvolution marginale antérieure, semble pouvoir contenir une grosse amande; il est tapissé par une membrane irrégulière, ayant une coloration nuancée de brun.

Le foyer, qui siége dans la partie extra-ventriculaire du corps strié, s'enfonce au dedans dans la couche optique, jusqu'à une petite distance de la partie externe du troisième ventricule.

Hémisphère droit. Petit foyer de ramollissement sur la face inférieure des circonvolutions les plus postérieures du lobe occipital. Pas de lésions de la couche optique du corps strié, ni des pédoncules. Rien de particulier à noter dans les autres parties de l'encéphale.

Cavité thoracique. Les deux poumons sont le siége d'une pneumonie arrivée au second degré.

REMARQUE. — Nous noterons dans cette observation : 1° les accès de mouvements choréiformes survenant à chaque attaque ; 2° les lésions multiples ; mais, en particulier, celle de la couche optique et des régions avoisinantes.

OBSERVATION XXI.

HÉMORRHAGIE CÉRÉBRALE. — ACCÈS CHORÉIFORMES.

Grassin Marie, 86 ans. Salle Saint-Denis, n° 8. Entrée le 28 octobre. — Morte le 18 avril 1869. (Service de M. VULPIAN.)

Renseignements. La malade est depuis longtemps très-oppressée ; de temps à autre, elle a du gonflement des pieds, ou de la diarrhée ; ces deux états alternent. L'intelligence est très-affaiblie. Elle est entrée plusieurs fois à l'infirmerie pour un accès d'oppression. Depuis quelques jours, la malade est plus fatiguée.

État actuel. Le premier séjour à l'infirmerie, pour les étouffements, a duré jusqu'au 30 janvier 1869. Elle rentre le 9 mars. L'oppression est considérable ; l'état général assez mauvais ; pas d'appétit, pas de sommeil.

L'auscultation indique de l'irrégularité dans les battements du cœur, et un prolongement du premier bruit, à la pointe. Râles sous-crépitants, fins à la base des deux poumons.

Teint cachectique ; amaigrissement très-grand ; soif très-vive ; urines abondantes : pas de sucre, pas d'albumine.

10 *mars*. On constate la présence de l'albumine dans les urines.

18 *.mars*. Depuis plusieurs jours, la malade est agitée pendant la nuit ; on remarque que les membres sont le siége de mouvements saccadés, principalement le gauche. En même temps, mouvements convulsifs de la face du côté correspondant. Pas de perte de connaissance ; la malade comprend ce qu'on lui dit, mais elle ne peut répondre.

Les mouvements choréiformes se manifestent simultanément, à intervalles rapprochés, dans les membres et à la face. Il y a environ 72 à 80 mouvements par minutes ; ordinairement deux ou trois mouvements se succèdent coup sur coup ; puis il y a un intervalle de temps appréciable, une seconde au plus avant le mouvement suivant ; chaque mouvement est de très-courte durée ; et tous produisent des secousses des doigts, du bras, du membre tout entier. A la face, mouvements d'élévation des sourcils, et, plissement transversal des segments du front, très-marqués à gauche. Mouvements d'occlusion des paupières. Les yeux sont tous deux dirigés vers la gauche ; la malade peut momentanément leur imprimer des mouvements de rotation ; mais ils reprennent aussitôt leur direction habituelle. Parfois les mâchoires s'entr'ouvrent involontairement.

19 *mars*. Les mouvements des membres sont maintenant limités au membre supérieur gauche ; c'est surtout un mouvement d'adduction du pouce et d'abduction de l'index : par instant, la main se fléchit, s'entr'ouvre et se ferme ; l'avant bras se meut sur le bras.

20 *mars*. Les mouvements continuent ; ils sont tout-à-fait automatiques. La sensiblité tactile est diminuée, de même pour celle des odeurs.

24 *mars*. Les mouvements ont disparu en partie, mais la malade est très-faible. Dyspnée très-marquée. L'état d'oppression augmente de plus en plus, des vomissements surviennent : on constate l'existence de râles très-abondants (sous crépitants moyens et fins) dans la poitrine. La malade meurt le 17 avril.

Autopsie. *Encéphale*. Lésions athéromateuses très-avancées des artères de la base. Ramollissement superficiel avec coloration rosée sur la circonvolution d'enceinte de la scissure de Sylvius. Ramollissement superficiel des circonvolutions antérieures du lobe occipital.

Sur la partie extérieure de la *circonvolution marginale*, on trouve une plaque, irrégulièrement polygonale, de 1 cent. environ de diamètre, d'une coloration rouge sombre, formée évidemment par un extravasat sanguin.

A ce niveau, il y a une disparition de la substance grise, et la couche profonde de cette plaque présente une teinte terreuse et nacrée, indiquant qu'il s'agit d'un foyer ancien. Dans une circonvolution de passage, qui va de la partie externe de la circonvolution marginale, aux circonvolutions occipitales, et tout près du foyer précédent, se trouve un autre foyer hémorrhagique ancien, de forme aplatie, ayant une certaine analogie, comme aspect, avec la capsule surrénale ; le foyer a le volume d'une amande.

Une coupe horizontale étant faite sur *l'hémisphère droit*, de manière à découvrir le ventricule latéral du côté correspondant, on constate l'existence d'un ancien foyer hémorrhagique, ayant 3 centimètres d'avant en arrière et 2 centimètres dans sa plus grande largeur transversale. Ce foyer est situé au-dessus du ventricule latéral, vers le milieu de la corne occipitale.. Il s'y étend jusqu'à une faible distance de la surface des circonvolutions. Ce foyer n'est point sous forme de cavité, mais sous forme d'infiltration ; il a une couleur jaune ocre. — La couche optique et le corps strié sont respectés.

L'hémisphère gauche n'offre rien d'anormal.

Cœur. Epaississement valvulaire de la tricuspide et de la mitrale.

Reins. Petits, granuleux.

REMARQUE. — Cette observation montre : 1° l'existence des mouvements choréiformes durant quelques jours ; 2° des ramollissements multiples d'âge différent ; 3° une lésion principale ayant intéressé largement les fibres postérieurs internes de la capsule interne.

OBSERVATION XXII.

HÉMICHORÉE SANS HÉMIANESTHÉSIE. — RAMOLLISSEMENT LACUNAIRE.

Bigayon Aimée, 72 ans. Entrée à l'infirmerie de la Salpétrière, le 14 mai 1872, morte le 8 février 1873 (service de M. CHARCOT).

Renseignements. Cette femme, entrée à l'infirmerie pour des mouvements choréiques généralisés, mais *prédominant dans le côté droit du corps*, et surtout dans le bras droit. *Ils sont survenus tout d'un coup, le matin même, sans phénomènes précurseurs*. Pas d'étourdissements. L'attaque a débuté à 4 heures du matin et a cessé à 10 heures, laissant à sa suite une grande lassitude. Pendant l'attaque, la connaissance était complète et la malade répondait très-bien aux questions.

Il y a un an, une semblable attaque s'était produite dans de pareilles conditions ; elle a laissé, à sa suite, de la faiblesse dans le côté droit du corps.

Etat actuel. 15 *mai.* Pas de troubles oculaires. — Parole nette, rien à la langue. Sensibilité normale sous tous ses modes.

Légère parésie du bras droit et de la jambe droite. Mouvements choréiformes assez prononcés ; ils n'existent plus que du côté de l'hémiplégie ; ils se produisent également dans la face à droite.

16 *mai.* Les mouvements choréiformes ont complètement cessé.

27 *mai.* Cette nuit, la malade est tombée à terre, au moment où elle se levait de son lit ; elle n'a nullement conservé le souvenir de sa chute.

Actuellement, elle a un peu de céphalalgie ; les grimaces sont très-accentuées, surtout dans le côté droit de la face ; il n'y a du reste que la partie inférieure du visage qui soit affectée ; les parties supérieures (sourcils, front) sont intacts ; les mouvements les plus habituels portent sur les muscles de la joue ; la malade fait constamment la moue. — Les mains appliquées à plat sur le lit, restent tranquilles, excepté la droite dans laquelle il y a quelques mouvements de doigts.

25 *octobre.* Quand on laisse la malade à elle-même, il se produit un peu de stertor, sans que pour cela elle perde connaissance ; la bouche est déviée à gauche. Il n'y a pas de mouvements involontaires des bras, mais quand on la fait boire, au moment où le verre approche des lèvres, il se produit à cette occasion, des mouvements dans les commissures.

Les jambes retombent lourdement quand on les soulève ; elles ne peuvent être levées spontanément.

Sensibilité conservée. — Pas de mouvements choréiformes ; parole embarrassée ; état de somnolence assez prononcé.

En somme, les seuls mouvements qui existent, se produisent dans les lèvres ; les commissures sont attirées brusquement, tantôt dans un sens, tantôt dans l'autre ; principalement à droite. — Le soir, l'agitation est assez grande ; somnolence ; tendance au coma.

27 *octobre.* Incohérence des idées ; affaiblissement très-prononcé. — 30 *octobre.* La malade est mieux.

24 *novembre.* Le soir à 3 heures, la malade a commencé à délirer et à vouloir se lever. Elle a été prise bientôt après, de mouvements cloniques dans tout le côté droit du corps. Ces convulsions étaient assez violentes pour la déplacer dans son lit ; cependant les yeux étaient ouverts ; pas de stertor, pas d'écume à la bouche.

A 5 heures du soir les mouvements ont diminué d'intensité ; mais ils n'ont pas cessé de se produire dans le *côté droit du corps.*

Au membre supérieur, ils existent dans les muscles de l'épaule et des bras ; les doigts sont fermés et ne se remuent pas.

Les muscles de l'abdomen sont pris à droite ; tout le membre inférieur droit également ; on voit très-facilement les masses musculaires se dessiner sous la peau pendant leur contraction. Lorsqu'on prend le membre dans les mains, on sent les contractions ; elles consistent en secousses cloniques, mais les grimaces sont aussi fréquentes que d'habitude. — La connaissance est conservée ; la malade est légèrement agitée ; la face est rouge.

Dans la nuit, on constate que les convulsions existent à peu près constamment, et qu'elles ont des paroxysmes revenant toutes les deux ou trois minutes.

29 *novembre*. La malade a dormi cette nuit ; les secousses ont *tout à fait disparu dans la soirée.*

28 *janvier* 1873 La malade a eu deux attaques épileptiformes.

6 *février*. La malade est, à la visite du matin, dans le coma. — Résolution des quatre membres respiration stertoreuse. — La malade meurt le 8 février à 11 heures du matin, sans avoir repris connaissance.

Autopsie. *Encéphale*. Entre la substance grise des circonvolutions de l'insula de Reil (coupe frontale) et l'avant-mur, dans la substance blanche, on voit de nombreuses *lacunes à droite* et à gauche ; elles sont plus nombreuses à droite qu'à gauche. — Rien à la circonvolution de la corne d'Ammon.

Il y a aussi des lacunes analogues dans le noyau extra-ventriculaire du corps strié ; ces lacunes paraissent avoir une certaine importance à mesure qu'on se rapproche des parties centrales. A gauche, le premier noyau extra-ventriculaire du corps strié en présente un grand nombre ; de même au centre de la couche optique gauche, il en existe une grande.

Les tubercules quadrijumeaux sont très-petits. — Dans le côté gauche de la protubérance, lacunes analogues, immédiatement au-dessous des tubercules quadrijumeaux. Rien à noter de particulier dans les autres organes.

Remarque. — Ces lacunes, comme on le sait, correspondent à d'anciens foyers ; elles se sont faites progressivement, et leur siége rend parfaitement compte, et des mouvements observés pendant la vie, et de la variation de l'hémiplégie.

OBSERVATION XXIII.

Etourdissements suivis d'hémiplégie, puis de parésie du côté droit. — Hémianesthésie et mouvements choréiformes occupant ce même côté. — Résultats de l'autopsie (1).

Lég... Hortense, 64 ans admise à la Salpétrière le 13 juin 1872, est entrée le 4 février 1873 à l'infirmerie, salle Saint-Jacques, n° 4, (service de M. CHARCOT).

5 *février*. Cette femme, dont la santé était habituellement bonne et qui n'offre aucun signe d'affection cardiaque, a été prise en janvier 1872, d'*étourdissements*, bientôt suivis d'une *paralysie du côté droit*. Cette paralysie qui intéressait le bras et la jambe, a toujours été incomplète. Dans le courant de 1872, L... eut de nouveaux étourdissements, mais la paralysie n'augmenta pas.

La nuit dernière, L... s'étant levée pour uriner, ne put parvenir à se recoucher. On a constaté alors qu'elle parlait difficilement, et que, quand elle buvait, le liquide revenait par les narines. Ce matin, la malade présente les symptômes suivants.

La commissure labiale est légèrement déviée à gauche (?); la langue encore très-mobile, paraît un peu déviée du même côté; la lunette est inclinée à droite. Les aliments reviennent par les fosses nasales, et L... a eu un accès de suffocation très-grave pour avoir essayé d'avaler un peu de viande.

La sensibilité à la piqûre et au pincement, très-manifestement diminuée sur la joue droite, est presque tout-à-fait abolie sur les membres du même côté et sur la moitié correspondante du tronc. L'anesthésie paraît s'arrêter à la ligne médiane. La sensibilité à la température est très-affaiblie sur ces mêmes points.

6 *février*. La gêne de la déglutition est telle qu'on est obligé d'alimenter la malade avec de la sonde œsophagienne.

7 *février*. Pendant la marche, qui se fait avec le secours de deux aides, L... tient le bras droit écarté du tronc et fléchi à angle droit; on remarque alors qu'il est animé d'un mouvement particulier d'une sorte d'*oscillation choréiforme*.

15 *février*. P. 88. La malade parvient à manger seule.

16 *février*. P. 92; T. R. 37°,4. On n'observe ni mouvements fibrillaires, ni atrophie des membres paralysés. Le 22 mars, on trouve au dynamomètre, 35 pour la main droite et 40 pour la main gauche.

______

(1) Recueillie par MM. Debove et Exchaquet.

Les symptômes bulbaires se sont progressivement amendés, et au bout de quelque temps la malade a pu se servir de la main droite pour manger. A plusieurs reprises, on a constaté, depuis cette époque, de l'hémianesthésie portant sur la face, le tronc et les membres du côté droit ; seulement l'insensibilité, dans ces diverses explorations, s'est toujours montrée moins accusée qu'au début.

L'état intellectuel de la malade n'a pas permis de décider si le goût, l'ouïe, l'odorat et la vision étaient affectés de ce même côté.

6 *octobre*. La malade qui a été perdue de vue depuis quelque temps, s'est affaiblie peu à peu. Depuis un mois environ, elle est devenue de nouveau incapable de se servir de la main droite et de descendre de son lit. Le membre supérieur droit est le siége d'une espèce de *tremblement choréiforme* qui s'accuse surtout lorsqu'elle veut porter un objet à sa bouche, et même au repos, il offre un certain degré d'instabilité. Ainsi, L... meut, malgré elle, les doigts les uns après les autres ; l'avant-bras est agité par de petites secousses ; il a toujours de la tendance à se flé-chir sur le bras ; les membres inférieurs sont demi-fléchis et les muscles des mollets sont le siége de secousses, de soubresauts rappelant ce qui existe au membre supérieur correspondant.

Les plis du front sont également dessinés des deux côtés. L'œil droit est naturellement plus grand que l'autre ; la malade le ferme bien. Sur la moitié droite du menton se voient des plis permanents, tandis que la moitié gauche est lisse. La bouche est un peu tirée à droite ; il en est de même de la langue, qui ne présente d'ailleurs aucun mouvement fibrillaire. La déglutition est toujours un peu gênée, mais il n'y a plus de régurgitation. La déviation de la luette n'a pas changé. Les muscles de la par-tie inférieure de la moitié droite de la face, sont animés de mou-vements spasmodiques, rhythmiques à peu près permanents, mais qui s'exagèrent lorsque la malade est émue, ou veut parler. Il y a donc une sorte d'état spasmodique choréiforme de toute la moitié droite du corps, la face y compris.

Les fonctions intellectuelles sont tellement abaissées qu'il est impossible d'avoir des renseignements précis sur l'état de la sensibilité. — Décubitus latéral gauche. Escharre sur la fesse correspondante. La malade succombe le 7 octobre à une pneu-monie pseudo lobaire-généralisée du poumon droit.

AUTOPSIE, faite le 8 octobre. *Tête*. Le *crâne* est mince, fragile et translucide dans presque toute son étendue. A l'incision de la *dure-mère*, qui est saine, il ne s'écoule qu'une médiocre quan-tité de sérosité. La *pie-mère* normale, au niveau de la convexité et sur la plus grande partie de la face inférieure des hémisphères, est opaque au niveau de la protubérance, surtout le pourtour du quatrième ventricule, et présente un épaississement assez notable qui a pu exercer une certaine action sur les nerfs correspondants.

Les artères de la base, tronc basilaire, cérébrales, etc., n'offrent que de rares taches athéromateuses, et sont du reste souples.

Cerveau. Une coupe verticale et transversale, répondant au chiasma des nerfs optiques, met à découvert dans l'*hémisphère gauche*, un petit foyer de ramollissement ayant environ deux centimètres en largeur et un centimètre de hauteur. Ce foyer, sorte de lacune évidemment de date ancienne, intéresse à la fois : 1° l'extrémité supérieure et antérieure du troisième segment (Putamen) du noyau xetra-ventriculaire ; 2° la partie moyenne du noyau intra-ventriculaire du corps strié dans une petite étendue ; 3° *la partie correspondante de la capsule interne.* Sur une coupe faite un centimètre environ en arrière de la précédente et par conséquent en arrière du chiasma, on trouve deux foyers lacunaires distincts, mais qui paraissent faire partie du précédent, l'un occupant presque le centre du noyau extra-ventriculaire du corps strié, l'autre plus petit, ayant deux millimètres, est situé *sur le bord externe du noyau intra-ventriculaire.* Une troisième coupe semblable, pratiquée plus en arrière, au niveau des éminences mamillaires, montre deux lacunes ayant, l'une, un centimètre de longueur sur deux millimètres de largeur, l'autre cinq millimètres sur deux ; elles sont situées bout à bout dans la même direction. Elles occupent le pied de la couronne rayonnante, suivant le trajet d'une ligne qui, par son extrémité interne et inférieure touche, sans l'intéresser toutefois, à l'angle supérieur du *putamen* (troisième segment du noyau extra-ventriculaire du corps strié), et se dirige à partir de là, de bas en haut et de dedans en dehors, dans l'épaisseur de la substance blanche de la circonvolution qui recouvre l'Insula (opercule).

Sur une quatrième coupe, faite immédiatement en avant de la protubérance, existe une lacune ovalaire, à fond jaune, mesurant cinq millimètres de longueur et deux d'épaisseur et qui occupe en ce point, la partie externe du pied de la couronne rayonnante. Les lésions portent donc principalement dans les régions répondant aux deux dernières coupes, sur le pied de la couronne rayonnante. La capsule interne elle-même, dans sa partie postérieure, c'est-à-dire dans sa partie qui sépare de la couche optique, le noyau lenticulaire, n'est point intéressée par la lésion. On s'assure par des coupes variées, que la couche optique ne présente d'altération sur aucun point.

De nombreuses coupes faites sur *l'hémisphère droit, la protubérance, le bulbe et le cervelet* n'ont fait voir à l'œil nu aucune lésion.

Thorax. Plèvre et *poumon* du côté gauche, rien. — A droite adhérences pleurales serrées dans toute sa hauteur, mais surtout dans la moitié supérieure des foyers de pneumonie lobulaire ; hépatisation rouge ayant à la coupe un aspect marbré ; *cœur* petit et flasque ; endocarde, valvules, rien. L'*aorte* est athéromateuse, friable, mais à un degré qui n'est pas très-avancé.

Cavité abdominale, Foie, rate, rien. — Les *reins* offrent de nombreux kystes ; le gauche porte à son extrémité supérieure une tumeur saillante du volume d'une grosse noix, n'affectant que la partie superficielle du tissu rénal et dont le centre est verdâtre vitreux, et la périphérie d'un brun rougeâtre, (kyste hématique).

Hémichorée dans l'atrophie cérébrale de l'enfance (1).

OBSERVATION XXIV.

Roux, Marie-Anna. Aucun membre de sa famille n'a eu d'affections nerveuses ; mère âgée actuellement de 48 ans, bien portante d'habitude.

La malade est née à terme ; elle était grosse, forte. Jusqu'à 16 mois pas de convulsions. C'est durant son séjour en Seine-et-Oise qu'elle en a eu pour la première fois. On ne peut dire si elles ont été antérieures ou consécutives à la *morsure d'un cochon.* Au bout de deux jours, pendant lesquels elle n'a pas eu de convulsions, elle est replacée en nourrice. Elle parlait alors bien ; à son retour (4 ans 2 mois), elle parlait à peine ; pas de *paralysie du bras,* mais ne pouvait se tenir sur ses jambes ; elle les remuait. On aurait dit qu'elle appréhendait de s'appuyer sur la jambe.

Elle fut remise à quatre ans et deux mois ; elle ne pouvait se servir de son bras droit ; elle était d'une maigreur squelettique. Dès le jour même de son retour, elle a eu des convulsions. On sut alors que, de nouveau, elle en avait eu. Le côté droit était plus faible que le gauche.

Pendant deux ans, soins assidus par sa mère ; elle a marché à 5 ans, en traînant la jambe, et le bras ne pouvait lui servir qu'avec difficulté pour manger. On assure qu'à cette époque le bras tremblait quand on lui disait de manger sa soupe.

Les accès revenaient tous les jours ; ils étaient violents. A 5 ans la main était calme, au repos. Dès ce moment, *onanisme* très-fréquent ; on l'a mise à l'école, mais on ne voulut pas la garder à cause de son onanisme (5 ans 1[2 à 6 ans). On lui a mis des mécaniques (5 ans 1[2 à 6 ans), pour empêcher la jambe de se tourner davantage. Elle les a gardées pendant 6 mois. Le genou se serait un peu redressé.

(1) Observation recueillie par mon ami le Dr Bourneville.

Avant son entrée à la Salpétrière : Onanisme permanent, paralysie du côté droit ; se servait un peu de son bras, mais elle renversait tout et tremblait dans les mouvements, *moins cependant qu'aujourd'hui ;* mais la main, au repos, ne bougeait pas. Les accès étaient *nocturnes* (à l'origine elle avait des accès, le jour et la nuit). Les convulsions étaient plus fortes dans les membres paralysés ; le bras était secoué. Elle disait : Ah ! mon Dieu ! et l'accès éclatait ; pas de cri, ne se mordait pas la langue, écume peu abondante, ronflement, selles et urines involontaires. L'accès complet durait, dit-on, une à deux heures.

Pas de folie ; elle essayait souvent de se sauver de chez ses parents. Elle s'est égarée une fois ; on l'a retrouvée à la préfecture de police. Elle était et est encore affectueuse. Réglée à 17 ans à la Salpétrière.

Etat actuel. Janvier 1875. La tête est régulièrement conformée, le front assez élevé et fuyant, d'ailleurs régulier, ses plis sont égaux. Les cheveux châtains, bouclés, sont abondants autant d'un côté que de l'autre. Les yeux noirs ont une expression un peu sauvage, semblable à celle des épileptiques ; expression de brutalité, parfois de fureur avec égarement. Les globes oculaires sont égaux, les pupilles égales, sont très-sensibles à la lumière et au même degré. Les traits de la figure sont réguliers. Les sillons naso-labiaux sont égaux. La bouche est régulière ; les commissures ne sont pas déviées au repos, ni quand elle rit. La langue n'est pas déviée non plus.

Sens. Elle entend aussi bien d'un côté que de l'autre (bruit de la montre). Elle voit aussi bien d'un côté que de l'autre (aiguilles d'une montre au repos, en mouvements). L'*odorat* est le même des deux côtés (nitrite d'amyle). Le *goût* est conservé à droite et à gauche.

Sensibilité générale. Face. Elle sent très-bien le contact de la tête d'épingle, de la piqûre, du chatouillement (nez, lèvres).

Cou. La sensibilité est parfaitement conservée des deux côtés.

Tronc. En avant, sur les seins, au-dessous des clavicules, sur le ventre, en arrière sur le dos, sur les reins et les fesses, la sensibilité est parfaitement conservée au même degré des deux côtés ; au pincement, qu'elle distingue très-bien de la piqûre ; de même pour le chatouillement, le froid ou le chaud. En ce qui concerne le froid, elle distingue la différence qu'il y a entre la main et la boule de métal pleine d'eau froide. La distinction est aussi précise que les yeux soient ouverts ou fermés.

Membre supérieur droit. — La sensibilité dans ses différents modes est intacte, froid, chaud, pincement, piqûre, contact, chatouillement, eau froide projetée, boule froide.

Membre inférieur droit. — Sensibilité intacte.

Au point de vue de l'aspect général de la malade, on peut dire que sa conformation est régulière ; pas de différence entre les épaules ; les deux moitiés du dos, les seins sont également gros (ils sont développés, non comme glande, mais comme graisse). Développement assez marqué du système adipeux.

État des membres du côté paralysé. Membre supérieur droit.— Nulle trace de contracture dans l'épaule, le coude, le poignet et les doigts.

Mouvements. — Au repos la main est toujours à l'état instable ; les doigts remuent, s'écartent, et se portent vers le bord cubital ; d'autres fois, mais plus rarement, ils s'étendent ou se fléchissent. Le pouce est fléchi sur la paume de la main, et se place entre l'index et le médius, ou entre le médius et l'annulaire. Le reste du bras est, en général, presque immobile, ou il n'y a que de légers mouvements du poignet coïncidant avec les moments où les mouvements des doigts sont plus étendus.

Mouvements intentionnels. — C'est alors que le désordre choréiforme se manifeste ; si elle se mouche, les doigts saisissent brusquement le mouchoir ; la main se porte par saccades au nez, qui est saisi tout d'un coup, les doigts remuent et le poignet est animé de mouvement de rotation. *Dans l'acte de porter l'index sur le nez*, le doigt part assez bien, un peu brusquement cependant, puis il y a incertitude, tendance à s'écarter de la ligne, et à mesure qu'elle approche du but, le doigt se porte de droite à gauche et réciproquement et se colle brusquement non sur le nez, mais à côté.

Dans l'acte de boire, elle prend le verre avec hésitation ; la main titube en quelque sorte, puis elle le saisit brusquement, semble serrer tant qu'elle peut ; elle le dirige d'abord vite vers la bouche, puis il y a une sorte d'arrêt ; elle le porte plus lentement, et à cet instant, le désordre choréique est augmenté ; le bras, pour s'y opposer, se colle contre le tronc. La bouche s'étend comme pour aider le mouvement et en diminuer le champ ; le verre arrive à la bouche, frappe plusieurs fois les dents qui finissent par le briser.

Elle prend encore une cuiller, brutalement, à pleine main et la porte à la bouche avec les mêmes désordres que le verre.

La malade porte la main (droite) derrrière la tête, prend ses cheveux, etc., mais toujours avec le même tremblement. Elle se se sert en général de la main gauche pour écrire, se peigner, se laver, manger, et ne s'aide que médiocrement de la main droite. Ces mouvements choréiques de même que ceux du membre inférieur sont parfois beaucoup plus marqués. Au dynamomètre 30 à droite et 60 à gauche.

Membre inférieur droit. — Pas de contracture, pas de déformation du pied ; sur la surface externe du genou, juste au-dessus

de la rotule, cicatrice de 3 à 5 millimètres répondant à une morsure. Sur l'extrémité inférieure de la rotule, cicatrice ancienne
due, dit-elle, à ce que, autrefois dans ses accès, elle tombait souvent sur le genou. Les membres inférieurs sont bien développés.

Pas de modification de couleur, même après exposition prolongée à l'air des membres supérieurs et inférieurs.

REMARQUE. — L'*hémichorée*, dans ce cas particulier, est
des plus évidentes, elle persiste depuis longtemps et durera
probablement toujours.

OBSERVATION XXV.

HÉMICHORÉE DANS L'ATROPHIE CÉRÉBRALE DE L'ENFANCE (1).

Grain, Marguerite-Pauline, (service de M. DELASIAUVE).

Renseignements. — Cette fille a eu à l'âge de 8 mois, des convulsions que le médecin a déclarées être épileptiformes ; en même
temps, elle est devenue hémiplégique du côté gauche. Ces convulsions se produisent à des intervalles qui variaient de trois
semaines à deux mois.

Chaque attaque, presque sans exception, était précédée d'épis-
taxis, la veille ou l'avant-veille. A partir de 8 ans, elle a cessé
d'avoir des accès. Elle sait un peu lire, écrit un peu, sans pouvoir relire son écriture, sait un peut compter, ne peut travailler
à la couture, à cause de son hémiplégie. Elle a de la mémoire.

Réglée à 12 ans 1/2 sans accidents ; menstruation régulière ; à
l'époque de ses règles elle est sujette à quelques troubles nerveux, particulièrement des palpitations.

Bonne santé habituelle ; apparence robuste, moitié gauche du
corps un peu atrophiée ; accès fréquents.

État actuel. Janvier 1875. Chez cette malade les accès sont
surtout nocturnes et reviennent à peu près tous les mois.

Aura. — Elle ne sent rien dans la main, ni dans l'avant-bras,
le coude et le bras, mais elle sent, dans son épaule, des douleurs
très-fortes. Ce ne sont pas, dit-elle, des picotements, des élancements, ni des tiraillements ; ces douleurs sont très-fortes ;
voilà tout ce qu'on peut savoir. Ces douleurs durent assez longtemps pour qu'elle puisse appeler la veilleuse. Aussi ne se
blesse-t-elle presque jamais. Toutefois, si les douleurs, par
exception, ne sont pas assez fortes pour la réveiller, il peut arriver qu'elle tombe de son lit et se fasse mal.

Elle a ensuite des battements de cœur et une sensation de cha

---

(1) Communiquée par mon ami, le Dr Bourneville.

leur qui occupe la moitié gauche de la face. Puis elle perd connaissance. Elle urine quelquefois sous elle, écume peu, se mord parfois la langue.

On ne peut savoir au juste combien ces accidents durent, 2, 3 minutes. La malade dit 5 à 10 minutes, mais quand on lui demande si elle aurait le temps d'aller de la salle au parloir, elle déclare que non. L'*aura* durerait donc moins de 5 minutes.

Membre supérieur gauche. — La main forme un angle droit avec l'avant-bras ; elle est d'habitude inclinée vers le bord cubital. Les doigts sont allongés, les phalanges sont étendues, de sorte qu'elles forment avec le métacarpe une sorte de creux regardant en avant. Les phalangines et les phalangettes ont plutôt une légère tendance vers la flexion. La malade arrive à allonger la main. la flexion des doigts n'est pas possible aujourd'hui, mais la malade a des mouvements choréiques. Le pouce a son attitude à peu près normale.

L'articulation du poignet paraît jouir d'une mobilité latérale beaucoup plus considérable qu'à l'état normal ; on peut mettre la main presque à angle droit sur le bord cubital. Le coude est libre ainsi que l'épaule.

La malade a, d'habitude, l'avant-bras presque fléchi et reposant sur le devant du tronc durant la marche.

Mouvements. — Lorsqu'on examine la malade debout et au repos, on voit que sans cesse, sa main est agitée par des mouvements involontaires ; elle est portée successivement dans la pronation et dans la supination ; en même temps l'index et l'annulaire se fléchissent et s'étendent ; le pouce et le petit doigt s'écartent de l'axe ; parfois, légère flexion de la main, en son entier sur l'avant-bras ; de temps à autre on observe quelques secousses convulsives dans le bras. C'est surtout lorsque la malade veut porter la main sur sa tête, ou quand, tenant un objet, on la prie de le porter à la bouche, que ses mouvements s'exagèrent, ils deviennent tout-à-fait *désordonnés*.

Du côté du membre inférieur, mêmes phénomènes, mais moins accentués ; au repos les mouvements sont à peine perceptibles ; mais ils s'exagèrent pendant la marche, ils se produisent dans le pied, qui est porté en dedans ou en dehors.

Face. — Quelques légères grimaces dans la face du côté correspondant ; ce sont les muscles des commissures qui paraissent surtout agir. — Rien de semblable dans les membres et dans la face du côté opposé.

Sensibilité. — Elle est intacte.

REMARQUE. — L'hémichorée, dans ce cas d'atrophie cérébrale, est encore évidente, mais pas plus que dans l'observation précédente, il n'y a d'hémianesthésie; nous ne l'avons rencontrée qu'une fois sur une malade (atrophie cérébrale), du service de M. Delasiauve ; il n'y avait pas de mouvements choréiformes.

Observation d'hémichorée, symptomatique de tumeurs.

OBSERVATION XXVI.

HÉMIANESTHÉSIE ET MOUVEMENTS CHORÉIFORMES DE LA MAIN.

Vincente Camus, 69 ans, cuisinière, entrée le 14 octobre 1873, à la Salpétrière, salle Saint-François (service de M. Charcot).

Jusqu'en 1869, cette femme a toujours joui d'une bonne santé ; elle n'était pas nerveuse et n'a jamais eu d'attaques d'aucune espèce. Il y a une quinzaine d'années, elle éprouva des douleurs dans le bras droit, mais elle ne le ressentit pas depuis, et ces douleurs ne se généralisèrent pas.

Depuis 1869, elle est sujette à des accidents qu'elle décrit invariablement de la façon suivante : « Sans perdre connaissance, sans pâlir, j'éprouve un malaise et un sentiment de faiblesse accompagnés de besoins impérieux de prendre quelque aliment. L'anéantissement et la faiblesse durent jusqu'à ce que ce besoin soit satisfait. » Cet état qu'on peut comparer à ce qu'on a appelé la fringale, ou le mal des montagnes, dure ordinairement une dizaine de minutes, pendant lesquelles le tremblement du côté droit, dont la malade est habituellement affectée, s'exagère considérablement. En prévision de ces attaques qui reviennent irrégulièrement, la malade a toujours sur elle un morceau de pain.

En dehors de ces accidents, elle n'a jamais eu d'attaque d'apoplexie, ni même de perte de connaissance ; mais à la suite de chagrins, de privations et surtout des émotions du siége, elle fut prise d'un tremblement du bras droit ; ce tremblement qui avait semblé diminuer, a reparu depuis deux ans ; en même temps, la malade remarquait un affaiblissement régulièrement progressif du bras.

Etat actuel. Motilité. Le bras droit, au repos, sur le lit, est le siége d'une légère trémulation, qui s'accentue dans les mouvements. Ce tremblement est régulier et ne s'accompagne pas de grands mouvements involontaires. La malade qui sait d'ailleurs assez peu écrire, arrive à signer lisiblement son nom ; les caractères de sa signature ne sont pas petits et serrés, et ne présentent pas le tremblement des jambages, caractéristique de la paralysie agitante.

Tous les mouvements du membre supérieur sont possibles,

mais ils s'accompagnent rapidement d'un sentiment d'épuisement et de fatigue et, quand la malade lève le bras, elle éprouve une douleur qui s'irradie de l'épaule à tout le membre supérieur. La malade de M. Magnan présentait une douleur analogue.

La pression exercée par la main droite est faible, saccadée, intermittente. Mesurée au dynanomètre de Mathieu, elle donne 30°; celle de la main gauche atteint 70°.

En marchant elle laisse un peu traîner la jambe droite, mais la différence entre les deux jambes est peu marquée.

Il n'y a aucune déviation appréciable de la face; les rides très-nombreuses, sont égales des deux côtés.

Sensibilité. La sensibilité générale est diminuée dans toute la moitié du corps. Quand on pique la malade, elle sent qu'on la touche; la piqûre à droite n'est perçue que comme contact. Les pincements, même énergiques, n'éveillent pas de douleur. Les différences de température ne sont appréciées qu'autant qu'elles sont très-considérables. Un plat d'étain froid appliqué sur le ventre, ne donne pas, à droite, la sensation de fraîcheur, et la malade reste immobile, lors de son application ; à gauche, il provoque un petit cri de surprise, et une brusque contraction des muscles abdominaux. Il en est de même avec une boule d'eau chaude. L'anesthésie existe dans toute la moitié droite du corps, à la face, au cou, sur les membres.

La sensibilité générale est également affaiblie dans toute la moitié de la langue ; le froid, la chaleur, le contact, la piqûre même, y sont mal distingués ; mais la sensibilité gustative paraît intacte.

La saveur du sel et du sucre est aussi rapidement et aussi nettement reconnue par la moitié droite de la langue que par la moitié gauche. Le chatouillement des narines la laisse impassible, quand il est pratiqué à droite ; mais la perception des odeurs n'est pas abolie, et ne semble pas même affaiblie de ce côté.

La *vue* est sensiblement plus faible à droite, mais cet affaiblissement remonte à quelques années. L'examen de l'œil a été fait. (Même état que chez Roncille, mais moins accentué.)

L'intelligence et la mémoire sont intactes ; la parole est libre, sans hésitation ni tremblement.

Le côté droit paraît plus impressionnable au froid ; la malade y éprouve assez vivement, quand elle va à l'air, la sensation du froid, et la main de ce côté s'engourdit rapidement, en devenant pâle et exsangue. L'état général est satisfaisant : les fonctions sont régulières. Rien de notable à l'examen des poumons et du cœur.

17 *novembre.* — L'anesthésie du côté droit, est moins prononcée ; l'impression du chaud et du froid est mieux perçue. Au dire de la malade et de la surveillante, le tremblement du membre

supérieur est moins marqué. En un mot, il y a amélioration. La malade est également moins sujette à ses faiblesses.

Etat du 10 *juillet* 1875. — L'état général est maintenant très-satisfaisant. Les troubles de sensibilité sont presque nuls et la malade n'a plus les faiblesses signalées plus haut.

Les mouvements involontaires des mains persistent, quoique peu saillants ; si la main est posée à plat sur son lit, on voit de temps à autre, se produire, dans cette main, des mouvements légers d'élévation et d'abaissement; ces mouvements s'exagèrent beaucoup quand la malade lève le bras.

Rien de semblable à gauche. — Légère parésie de ce côté.

L'examen des yeux montre un trouble de l'acuité visuelle dans le même sens que ceux indiqués plus haut, mais beaucoup moins accentué (1).

OBSERVATION XXVII.

ABCÈS DU PONT DE VAROLE. — CHORÉE (2).

Jeune fille de neuf ans; six mois avant sa mort, elle était tombée d'une échelle sur la tête. — Après son entrée à l'hôpital, au bout de quatorze jours, difficulté de la parole, vomissements, puis *phénomènes de chorée;* les mouvements étaient si forts que quelquefois elle tombait. — Strabisme convergent de l'œil droit.

Pendant les trois derniers mois de sa vie, elle a été obligée de rester au lit, parce qu'elle avait perdu complétement ses forces.

A ce moment il y avait une paralysie du bras et de la jambe droite; ces membres étaient étendus et raides ; les membres du côté opposé étaient affectés, mais pas au même degré; de temps à autre elle avait des convulsions. — Intelligence, sommeil normal. La faiblesse augmente et la mort survient dans les convulsions.

AUTOPSIE. — On trouve un abcès siégeant dans le côté droit du pont de Varole avec ulcération de toute la surface et hypérémie des membranes ; la 4e paire, à droite, étant tout-à-fait détruite.

OBSERVATION XXVIII.

PARALYSIE ALTERNE. — MOUVEMENTS CHORÉIFORMES. — TUMEUR DE BULBE .

Il s'agit d'un enfant de 2 ans qui, depuis quelque temps déjà,

(1) La plus grande partie de cette observation est publiée dans la thèse de M. Veyssière.

(2) C. May.—*Reports of the reading pathological Society.* In *Med. Journ.* Nov. 1874.

avait des vomissements, tous les matins (vomissements alimentaires); en même temps, il présentait une paralysie du côté gauche de la face; l'œil gauche ne pouvait être fermé, soit volontairement, soit par le toucher. — Pas de strabisme, à proprement parler; mais l'œil gauche ne pouvait dépasser le plan médian au dehors.

La main droite était continuellement en mouvement, quand l'enfant était tranquille, et ces mouvements augmentaient beaucoup quand il criait.

La main gauche était tranquille et se mouvait naturellement; les deux jambes présentaient des *mouvements choréiformes* incessants; mais, à *droite*, ces mouvements étaient beaucoup plus prononcés.

AUTOPSIE. — On trouve une tumeur du plancher du 4ᵉ ventricule, englobant le noyau commun de la 6ᵉ paire et du facial, et à un moindre degré le *tractus moteur* déjà décussé de la moitié droite du corps. — La tumeur était une gliome.

Il y avait une autre tumeur dans le cervelet mais qui, d'après l'auteur, n'avait donné lieu et ne pouvait donner lieu à aucun symptôme (1).

OBSERVATION XXIX.

HÉMIPLÉGIE GAUCHE. — MOUVEMENTS CHORÉIFORMES DE CE COTÉ. — SCLÉROSE DE LA CORNE D'AMMON.

Attaque apoplectique; parésie du côté gauche du corps incomplète. Deux ans après, mouvements choréiformes dans les deux membres autrefois paralysés. Ces mouvements choréiques se produisirent au moment où l'hémiplégie était en voie de guérison.

AUTOPSIE. — Toute la corne d'Ammon droite était sclérosée et les parties avoisinantes atteintes d'encéphalite.

REMARQUE. — Nous plaçons cette observation dans cette catégorie, parce qu'il n'y a eu ni ramollissement ni hémorrhagie (2).

OBSERVATION XXX.

MOUVEMENTS CHORÉIFORMES DU BRAS DROIT, PAR SUITE DE LA PRÉSENCE D'UN SARCOME DANS LE THALAMUS GAUCHE (3).

Il s'agit d'un malade présentant tous les symptômes ordinaires

---

(1) *The Lancet*, 16 décembre 1871, page 852.
(2) *Centralblatt*, 2 décembre, n° 50, 1871.
(3) *Canstatt*, p. 99; 1864, t. III.

dés tumeurs cérébrales et en particulier une douleur frontâle très-vive, et de plus un tremblement choréique occupant le bras et la main du côté droit. Il n'y avait pas de trouble de sensibilité.

Autopsie. — On trouve une hydropisie des ventricules et le thalamus gauche, détruit par un sarcôme de la grosseur d'une noix.

OBSERVATION XXXI.

MOUVEMENTS CHORÉIFORMES ET INCOORDONNÉS DE LA MOITIÉ DROITE DE LA FACE ET DES MUSCLES DES EXTRÉMÍTÉS DU MÊME COTÉ, DÈS LE DÉBUT DE LA MALADIE (1).

Ces mouvements ont persisté longtemps ; à l'autopsie, on note l'existence d'un tubercule de la grosseur d'une noisette dans le corps strié à gauche. En même temps que le tubercule du corps strié, il en existait d'autres dans la paroi supérieure du 4e ventricule, et de plus petits dans les méninges ; le tout accompagné d'une hydropisie ventriculaire.

OBSERVATION XXXII.

CRAMPES CHRONIQUES CHORÉIFORMES DE LA PARTIE DROITE DU CORPS.

Ces crampes marquèrent le début de la maladie ; puis survint une hémiplégie complète et elles disparurent.

Autopsie. — On trouva un gros tubercule cunéiforme dans *l'hémisphère gauche* ; sa base touchait la surface externe du cortex, et sa pointe était dirigée contre le ventricule latérale.

OBSERVATION XXXIII.

ANCIENNE SYPHILIS ; HÉMIPLÉGIE GAUCHE ; MOUVEMENTS CHORÉIFORMES DES DOIGTS DE LA MAIN ET DU PIED DU MÊME CÔTÉ (2).

Ant. B..., 26 ans, modeleur, eut, il y a six ans, un chancre situé dans la rainure balano-préputiale. Les caractères que le malade décrit de souvenir, semblent se rapporter assez bien à ceux d'un chancre induré. Trois mois après le début du chancre, survint une éruption papuleuse, d'aspect cuivré, très-peu confluente. Cette éruption persista fort longtemps ; elle amena en divers points, notamment aux jambes, des ulcérations qui ne guérirent

(1) A. Duchek. — *Annales médicales.*
(2) Obs. rec. par Morat, ancien interne des hôpitaux de Lyon.

qu'après un an et demi. On peut voir, en effet, sur sa jambe droite des cicatrices très-apparentes, de forme ovalaire, de couleur cuivrée un peu sombre et de dimensions assez inégales, un peu enfoncées, pouvant se décomposer en plusieurs cicatrices plus petites, incluses dans la grande. D'autres cicatrices très-nombreuses, se voient sur le tronc, sur les membres, groupées en forme de cercle ou de fer à cheval. Elles offrent seulement ce caractère particulier qu'elles sont plus blanches, plus dures au toucher et ont l'aspect de petites chéloïdes. A l'époque où cette éruption paraissait, ainsi qu'après, il ne se rappelle pas avoir eu ni plaques muqueuses, ni laryngite, ni alopécie.

Peu de temps après survint une éruption avec des caractères un peu différents. Quoi qu'il en soit de ces deux éruptions consécutives, ce qu'il en reste actuellement est assez caractéristique pour lever tous les doutes au sujet d'une syphilis antérieure. Le malade subit un traitement et au bout de quelques mois se considéra comme guéri.

Il y a un an (cinq ans après l'accident uréthral), le malade commença à éprouver de la céphalalgie, revenant tous les jours, et progressivement plus forte ; elle a toujours été limitée au côté gauche. Elle revenait comme par accès. L'ouïe et la vue du côté gauche en étaient troublées. La douleur était surtout vive, dans la région sus-orbitaire.

Il y a six mois, sans prodrome outre la céphalalgie, le malade est frappé dans la nuit, pendant son sommeil, d'une paralysie de tout le côté gauche. Il était complètement incapable de faire aucun mouvement, soit avec le bras, soit avec la jambe. La sensibilité était demeurée intacte. L'intelligence était conservée. La bouche était déviée (il ne sait plus de quel côté). La parole difficile.

Trois jours après cette attaque de paralysie, la céphalée et les troubles de la vue et de l'ouïe avaient disparu. La malade restait avec sa paralysie. Au bout d'une quinzaine de jours, il put faire quelques petits mouvements avec le bras et la jambe ; à peu près en même temps.

Au bout d'un mois, il put se lever et marcher ; la déviation de la bouche n'existait plus. Enfin, deux mois après le début de la paralysie, il recommençait à travailler de son métier de modeleur, qui exige encore une certaine précision et une assez grande application. Mais après avoir travaillé, sans grande difficulté, pendant une quinzaine de jours, il s'aperçut que le petit doigt de la main paralysée se déviait continuellement et malgré lui en dehors de l'axe de la main. Au bout de peu de jours, tous les doigts furent pris de mouvements involontaires, comparables à ceux des choréiques. A dater de ce jour, la paralysie ne s'améliora plus. D'autre part, les mouvements ont toujours persisté. Ils consistent en un soulèvement alternatif de tous les doigts, les uns après les autres et en une déviation de ces doigts du côté du bord cubital de la main ; ils s'exécutent ainsi, lentement, augmentent d'intensité quand le malade fixe son attention sur eux ; ils existent aussi au doigt du pied gauche et s'y montrent davantage, quand il fait un effort. Ils gênent un peu la marche et surtout la descente des escaliers. Enfin, ces mouvements, au dire du malade qui s'est fait observer, ne disparaîtraient pas toujours pendant le sommeil.

Du reste jamais de rhumatismes ; aucune maladie générale avant l'apparition de la syphilis. Entré le 3 juillet, le malade a été soumis aussitôt à un traitement anti-syphilitique (traitement mixte).

Actuellement, 2 novembre, c'est-à-dire depuis 4 mois, aucune amélioration ne s'est produite.

Il n'existe dans la science, dit l'auteur, qu'un nombre extrêmement restreint d'observations, ayant trait à la chorée d'origine syphilitique, et encore sont-elles peu probantes. Zambaco, dans son traité des affections nerveuses syphilitiques, reproduit l'observation de Costilhes (*Gazette médicale* 1852) ; il est difficile d'admettre que chez la malade de Costilhes, il s'agit d'une chorée véritable ; il y est en effet question de mouvements convulsifs, saccadés, s'accompagnant de douleur et d'une fièvre intense.

Zambaco a observé lui-même un cas de chorée syphilitique, ayant précédé et accompagné une éruption de papules et de plaques muqueuses, qui disparut en même temps que les manifestations syphilitiques sous l'influence d'un traitement mercuriel, suivi plus tard de nouveaux accidents syphilitiques et d'accidents hystériformes, puis épileptiformes.

Dans le cas que nous avons rapporté plus haut, quelle relation faut-il voir entre le syphilis, d'une part, et d'autre part l'hémiplégie et les mouvements choréiques de la main et du pied ? Il est vrai que l'âge du sujet (26 ans) et ce fait qu'il n'est pas alcoolique et ne présente aucune lésion appréciable du système artériel plaident en faveur d'une lésion osseuse ou cérébrale d'origine syphilique comme cause de la paralysie ; toutefois, il n'est pas sans exemple d'observer l'hémorrhagie cérébrale, à un âge aussi peu avancé.

L'hémiplégie a été s'améliorant un peu jusqu'au jour ou a commencé la chorée, et on a vu par l'observation, qu'à ce moment le malade avait recouvré assez de force et de précision dans sa main pour exercer un métier demandant une certaine adresse ; les mouvements choréiformes, à partir de ce jour, n'ont plus cessé et le traitement anti-syphilitique est resté absolument sans efficacité.

En somme, sans nier tout à fait qu'entre la syphilis, l'hémiplégie et la chorée, il y ait eu un rapport de causalité, en l'absence de faits plus nombreux, en l'absence de faits contrôlés par l'autopsie, il est impossible de rien affirmer à cet égard.

OBSERVATION XXXIV.

HÉMICHORÉE. — HÉMIPLÉGIE CONSÉCUTIVE AU TRAUMATISME.
(Obs. de M. Bouchut.)

La chorée, limitée à un seul côté du corps, n'est pas chose ordinaire ; aussi, quand elle existe, il y a toujours lieu de se demander si elle n'est pas la conséquence d'une *maladie du cerveau*, ce qui arrive alors plus souvent que dans les cas de chorée générale. De plus, si l'*hémichorée* se trouve associée à une hémiplégie, les présomptions, en faveur d'une cause matérielle organique, sont encore plus fortes, et c'est ce qu'il y a de plus intéressant dans l'analyse du cas particulier dont nous allons parler.

Enfant âgée de 11 ans, sans hérédité nerveuse ; habituellement bien portante ; n'ayant jamais eu de convulsions ; est entrée salle Sainte-Catherine, n° 45, le 10 juin 1863. Elle est sortie guérie le 6 juillet suivant.

Trois semaines avant son entrée, pendant une promenade au Luxembourg où elle jouait, en sautant à la corde, elle tomba et sa tête porta violemment sur le sol. Elle perdit connaissance pendant trois quarts d'heure, et eut, pendant plusieurs jours, une petite bosse sanguine sur la région frontale gauche.

Dès le lendemain de l'accident, mouvements désordonnés, choréiques du côté droit du corps ; diplopie sans strabisme ; douleurs de tête vives à la région frontale ; tintements d'oreille, un peu de surdité ; l'amnésie est tellement caractérisée que l'enfant oubliait presque aussitôt ce qu'on venait de lui dire ; mais avec cela l'appétit était bon, et il n'y eut pas un seul jour de lit.

Au moment de son entrée à l'hôpital, la douleur de tête existait encore avec diplopie, mais sans surdité et sans amnésie.

L'enfant était gaie, très-intelligente, et très-bien portante, à cela près du trouble des mouvements dans le côté droit du corps. Elle était sans fièvre.

A droite, des mouvements choréiques existaient dans les membres supérieurs et inférieurs, mais il n'y en avait pas dans la face. La main tient avec peine les objets dont elle s'empare ; elle es_t

sans force et serre faiblement. Le bras ne peut être levé sur la tête et n'atteint que la hauteur de l'œil. Enfin, il y a impossibilité de se tenir sur le pied droit ou de lever cette jambe aussi haut que l'autre. Dans la marche, cette jambe traîne sur le sol, et on constate que la peau, sur tout le corps, est *le siége d'une anesthésie complète*.

Des bains sulfureux furent administrés tous les jours ; la diplopie cessa et la céphalalgie disparut ; les jours suivants disparurent la paralysie, la chorée, l'anesthésie, et au cinquième l'enfant se trouvait guérie.

Pour M. Bouchut, la guérison n'est ici qu'une heureuse coïncidence, car il ne lui a pas semblé possible d'admettre une influence aussi énergique et aussi prompte de la balnéation sulfureuse, si ordinairement favorable à la chorée.

La nature de l'affection nerveuse, son origine et sa marche, expliquent bien mieux la terminaison favorable des accidents nerveux.

Pour M. Bouchut, cette hémichorée, cette diplopie et cette hémiplégie, étaient le résultat d'une chute sur la tête, suivie de perte de connaissance pendant trois quarts d'heure. C'était la conséquence d'une petite commotion cérébrale, et d'une congestion partielle dont la résolution spontanée devait amener celle des troubles nerveux produits par elle. Les choses se sont passées ici comme dans le coup de sang chez l'adulte, ou l'on voit, après quelques jours, disparaître les accidents nerveux paralytiques occasionnés par la congestion cérébrale. La résorption du sang épanché est la condition de guérison des malades.

Sous ce rapport l'observation d'hémichorée et d'hémiplégie incomplète que nous venons de rapporter est pleine d'intérêt. Elle montre l'exemple d'une chorée traumatique provoquée par la congestion cérébrale et guérie par la résorption du sang épanché sous l'influence du repos et de quelques bains sulfureux.

OBSERVATION XXXV.

COMMOTION SUIVIE DE CHORÉE.
(Obs. de C. Handfield, médecin de l'hôpital Sainte-Marie.) (1).

J. S. peintre, âgé de 26 ans, fut admis à l'hôpital, le 9 décembre 1871. Il raconta qu'il avait été sujet à des coliques ; une première fois durant six années, une seconde, durant 5 semaines. Il n'avait eu alors aucun tremblement. Il avait toujours été d'un tempérament nerveux et ardent. En mai 1869, il tomba d'un échafaudage et souffrit d'une contusion, d'une blessure de la région vertébrale; et, d'autre part, il se fit une large plaie à la cuisse ; à la suite de cet accident il passa trois semaines dans un hôpital de Londres. Au moment de sa sortie, il fit, dit-il, trois fois le tour de l'hôpital pour voir s'il pourrait marcher droit; il mit alors deux heures 1/2 pour gagner son domicile à Park-Lane, rue Haute-des-Boulangers. Il prit le lit, mais le bruit des enfants l'ennuyait; il devint plus malade. Un jour qu'il se promenait dans Baker-Street, il vit un enfant renversé par une voiture. Un rassemblement s'étant formé, il resta dans la foule jusqu'à ce qu'il fut invité à *circuler*. Il prétendit alors qu'il ne pouvait remuer les jambes, et qu'il lui fallait l'aide de deux personnes pour pouvoir retourner chez lui. Le lendemain, il s'adressa à un dispensaire qu'on lui avait indiqué, pour entrer à l'hôpital donnant pour motifs : « qu'il ne pouvait marcher sans aide, que sa tête, ses bras, son corps et ses jambes se tortillaient et se contorsionnaient comme ceux d'un « bonhomme en caoutchouc », et que cela lui causait de grands maux d'estomac. La faculté motrice semblait venir du dos qui ne tarda pas à devenir douloureux par l'exercice ; il était alors fort content de regagner son logis et de se mettre au lit. Une fois au lit, il avait comme des tressaillements dans les muscles ; parfois les bras, les jambes, surtout le tronc se projetaient hors du lit, presque droit; cet état allait alors en diminuant graduellement jusqu'au moment où il parvenait à reposer tranquille. Quand il venait à se lever, ses articulations étaient sans force ; ses genoux semblaient se dérober sous lui, et le projetaient en avant. Jusque-là, il n'avait jamais souffert en marchant. Quelque temps après, il eut un billet d'admission pour un hôpital de convalescence près Windsor-Saint-André. L'ébranlement du transport le rendit plus malade que jamais, la raideur des articulations s'accrut ainsi que leur faiblesse. De fait, il ne put poser un pied devant l'autre pendant quelque temps, et, à son arrivée à la station, il fut incapable de marcher jusqu'à l'hôpital, où d'ailleurs, grâce à un traitement ras-

(1) *British med. Journ.*, 21 sept. 1872.

tionnel, il alla graduellement mieux. Dans l'espace d'un mois, tous les symptômes inquiétants avaient disparu et il était capable de faire un mille sans le moindre inconvénient. Il demeura une quinzaine encore, et, quand il reprit son travail, la seule trace qu'il avait conservée de sa maladie, fut une légère céphalalgie, avec tendance à la somnolence qu'il ne pouvait combattre, à moins qu'il n'eût bu de la bière ; impossibilité de porter quoi que ce fût sur la tête.

Dans le courant de 1870, cette somnolence s'accrut et le tremblement des jambes s'augmenta. En même temps il devient morose et mélancolique. Le soir, à peine rentré, il voulait aller coucher ; quelquefois même avant d'avoir pris son thé ; jamais il ne sortait après, et adressait rarement la parole à quelqu'un. En 1871, il eut la goutte au pied droit ; la céphalalgie s'accrut ; souvent il voulait quitter son échafaudage, pour aller dormir. Il a reconnu avoir été dormir sur une bâche tendue à plus de six pieds au-dessus du sol. En octobre il commença à tomber sérieusement malade ; il eut une hémoptysie ; la bouche et la langue douloureuses, constipation ; impossibilité à l'estomac de rien supporter et douleurs dans les jointures analogues à celles du rhumatisme. Il devient graduellement de plus en plus malade et c'est alors qu'il entra à Sainte-Marie.

Quand je le vis, son état était tout-à-fait celui *d'un choréique ;* sa parole était entrecoupée, et il n'était pas facile de comprendre ce qu'il essayait de dire. La note de l'observation constate qu'il ne pouvait tenir un membre au repos. La préhension se faisait plutôt mal, mais il pouvait mouvoir les deux bras d'une façon normale. Parfois les muscles des bras et des jambes étaient contracturés. Il dormait beaucoup et tranquillement. L'audition était normale ; la température n'était pas élevée. Peu de transpiration ; il y avait de la constipation ; la face était pâle. L'agitation venait quand il s'exerçait. Il pouvait faire quelquefois deux à trois cents yards sans être obligé de s'arrêter, puis alors ses jambes tremblaient et se jetaient de côté. On ordonna deux grammes d'extrait de ciguë dans de l'eau, à prendre en 3 fois par jour ; du beefteck et un bain chaud.

11 décembre. Le traitement produisit un effet immédiat de calme et de sédation. Il se tenait tranquille ; alors, si l'on venait à lui adresser la parole, il ne tardait pas à s'agiter beaucoup et à avoir de fréquents baillements. La veille, il avait rendu une assez grande quantité de crachats sanguinolents. Aujourd'hui il y en avait très-peu. Il dormit, dit-il, toute la journée et toute la nuit. Le 13, on prescrivit huit grains d'hypophosphite de soude en trois fois par jour. Après un séjour d'une semaine à l'hôpital, il se portait beaucoup mieux ; il était capable de circuler facilement ; il n'avait plus sommeil dans la journée. Le 18,

il était encore fort pâle ; je lui donnai cinq grains d'Hypophosphite de soude, et huit grains de citrate de fer et de quinine
dans l'eau ; trois fois par jour.

Le 28 décembre, il était mieux ; les palpitations de cœur qu'il
éprouvait en marchant, avaient cessé. Il était peut être encore
incertain dans sa marche, mais circulait facilement et sortait au
grand air. Le 2 janvier 1872, j'examinai ses yeux à l'ophthalmoscope et je ne découvris rien autre chose d'anormal que quelques
stries blanches sur le disque gauche, et un peu le long des vaisseaux de la rétine. Le 4, il sortit. Je le vis, de nouveau ; le 19, il
raconta qu'il avait très-bien été jusqu'à ce matin-là ; mais, son
enfant ayant fait une chute, il l'apporta à l'hôpital ; depuis ce
temps, le *tremblement choréique* revint de la façon la plus marquée ; on lui ordonna de nouveau deux drachmes d'extrait de
coing.

Mes notes n'ont pas constaté si le liséré bleu des gencives
existait ou non dans ce cas, mais la profession ainsi que ce fait,
d'avoir eu deux attaques de coliques, prouvent que son organisme
était sous l'influence de l'intoxication saturnine. La question
alors est de savoir si le *désordre choréique* peut être rapporté à
cette cause. Le *tremblement mercuriel*, cela va sans dire, est une
affection bien connue ; mais peu d'auteurs comme le constate le
Dr Sainders, admettent que le plomb peut agir de la même manière. Il paraît constant que les ouvriers qui manient le plomb
souffrent seulement des désordres ordinaires ; il est des cas différents : Brockmann, d'après l'expérience qu'il en a faite dans les
montagnes du Hartz, a décrit une variété de tremblement saturnin
qui affectent les mineurs du pays, ceux qui extraient le minerai,
et qui est presque *identique au tremblement mercuriel* ; il consiste, comme lui, dans des contractions oscillatoires spasmodiques des muscles, suivies d'un tremblement des différentes parties du corps. Le tremblement peut être local, le plus souvent
affectant les extrémités supérieures, ou bien, il est généralisé.
Cette dernière forme ne résulte jamais que d'un empoisonnement
profond de l'organisme par le plomb (Reynold. — *Syst. of Med.*).
Il peut servir de prodrôme à une paralysie, ou une affection cérébrale.

Chez J. S., toutefois, on peut observer que les mouvements
irréguliers étaient des *spasmes cloniques et non des tremblements*;
qu'il n'y avait pas continuité dans le tressaillement musculaire,
mais des mouvements répétés, à amplitude considérable. Le caractère du désordre musculaire, cette circonstance que le malade
n'était pas ouvrier mineur en plomb et que l'action toxique du
métal n'était pas portée à un très-haut degré, me font penser que
son agitation choréique dépendait plutôt de la lésion spinale que
de l'intoxication saturnine. Cette vue est confirmée par ce fait

que jusque là, il n'avait rien éprouvé d'analogue à la chorée, si ce n'est immédiatement après son accident; avant même qu'apparut la chorée, la faculté locomotrice avait été manifestement atteinte, comme cela est prouvé par la difficulté qu'il eut à regagner sa demeure, en sortant de l'hôpital.

La somnolence remarquable dont souffrait J. S. après l'accident, aussi bien que sa tristesse et sa mélancolie, sont une preuve que son *encéphale* (probablement les hémisphères), avaient été lésés et que, recevant une nutrition insuffisante, ils accomplissaient mal leurs fonctions. Comme souvent, une commotion produit un affaiblissement des fonctions intellectuelles, je suis fondé à voir dans cet exemple, un pouvoir moteur affaibli par une lésion probable du corps strié et des autres ganglions associés.

La coexistence des symptômes d'un pouvoir affaibli avec ceux d'une irritabilité croissante, chose fréquemment observée, était très-bien marquée dans ce cas. Il est fort probable que la lésion occasionnée par le traumatisme, n'était pas d'une espèce immédiatement incurable ; car, si tel eût été le cas, il eût été difficile d'expliquer la grande amélioration produite par la ciguë.

La cessation d'une autre forme de désordre musculaire, les palpitations de cœur, durant son traitement par la ciguë mérite une explication. Les remèdes, pour cette névrose, ne sont pas si satisfaisants que nous ayons droit de regarder avec indifférence l'offre d'un nouveau médicament, qui peut donner la preuve d'une plus grande efficacité.

L'effet de l'excitation morale, chez notre patient était remarquable et tendait matériellement à assimiler sa maladie à un cas de chorée ordinaire. L'action de la ciguë, dans ce cas, est évidemment non pas simplement sédative, mais, comme le dit le Dr Harley, réparatrice. Non-seulement, elle calme les centres moteurs irrités, elle les rend encore plus capables d'exercice. Mon expérience récente de la ciguë m'autorise à espérer que nous possédons, en elle, un remède d'une grande valeur, dans un grand nombre d'états du système nerveux, caractérisés par le mélange de l'hyperexcitabilité et de la faiblesse. Je n'ai rien dit de la goutte, qu'il semble avoir eue, car il me paraît assez peu probable qu'elle n'a rien à faire avec la production du désordre locomoteur et la tendance au sommeil; il n'y avait pas d'alternance entre les attaques et l'affection articulaire.

En un mot, on peut regarder ce cas comme un de ceux où les centres nerveux étaient peut-être affaiblis originairement, la constitution étant médiocre, et la nutrition en souffrances, le traumatisme de la chute, a rendu les fonctions motrices mal coordonnées. L'intoxication saturnine peut en même temps avoir contribué, en quelque chose, à la détérioration de la force nerveuse en agissant sur les cellules nerveuses, mais d'aucune façon, cela n'a été la cause principale du désordre.

REMARQUES. — Cette observation, a, croyons-nous, une certaine importance. Le plomb peut, en effet, produire des désordres moteurs (ataxie du mouvement), de la chorée et des tremblements, comme dans l'observation suivante :

OBSERVATION XXXVI.

INTOXICATION SATURNINE CHRONIQUE. — MOUVEMENTS CHORÉIFORMES.

Pay..., Félix, 55 ans, peintre ; entré le 26 février à l'hôpital Beaujon, salle Saint-Louis, n° 12 (service de M. GUBLER).

27 février. — *Etat actuel.* — Cet homme, peintre de profession, est couché dans le décubitus dorsal. Presque à chaque seconde, il est pris de secousses qui semblent le pousser d'arrière en avant, et le font sauter dans son lit. Tous ses muscles tressaillent, se soulèvent comme mus par une décharge électrique. Il se plaint surtout de céphalalgie frontale, du côté droit spécialement. Il a par moments surtout, s'il est assis dans son lit, ou s'il se tient debout, des étourdissements, et, alors, pendant quelques secondes à peine, il ne sait pas ce qu'il devient, il ne reconnaît pas ceux qui l'entourent ; il est hésitant, troublé ; il a des bourdonnements d'oreilles.

La vue est trouble ; la pupille gauche paraît être un peu plus large que la pupille droite. Les paupières sont abaissées et relevées par des mouvements successifs et rapides. Le teint est jaunâtre ; la langue est rouge, humide ; on observe un liseré violacé sur le bord des gencives. Les sclérotiques présentent une teinte jaunâtre assez marquée.

Pas de nausées, pas de vomissements, pas d'expectoration ; toux sèche, saccadée ; l'appétit est conservé. Les garde-robes sont fréquentes, diarrhéiques. Les urines, d'un jaune ambré, sont peu abondantes et ne contiennent ni sucre ni albumine. Il n'a pas mal au ventre ; l'abdomen est souple et se laisse facilement déprimer ; il n'est nullement douloureux à la pression. Il éprouve des douleurs assez vives dans les articulations, surtout aux genoux, aux poignets et aux épaules, ainsi qu'au cou de pied ; les douleurs s'étendent dans la continuité des membres, et sont musculaires. Il est pris, par instants, de crampes assez fortes aux mollets, aux pieds ou aux mains ; il éprouve des fourmillements partout, dans toutes les parties du corps.

Les membres, surtout le bras droit, sont pris de tremblements ou plutôt de secousses choréiques, se produisant par décharge, et, si on soulève le bras et qu'on le repousse vers l'épaule, le membre est pris de trémulation, et la douleur d'épaule s'accroît. On perçoit des craquements dans les articulations scapulo-humérales. Les muscles de la face sont également agités de mouvements. Il a conservé sa force musculaire ; il peut se tenir debout, mais il est agité par des oscillations fréquentes ; s'il marche, il est hésitant, tremblant, et il ne sent pas bien le parquet. Il a souvent la sensation de duvet.

Dans la cuisse, parfois il éprouve des douleurs fulgurantes, partant du haut de la cuisse et se portant vers l'extrémité du membre. Il ressent aussi à la cuisse des douleurs de torsion ; la mémoire a diminué, mais l'intelligence paraît n'avoir reçu aucune atteinte ; la parole est traînante, saccadée ; il n'a pas suffisamment de force pour lancer un mot, et il le prononce par plusieurs expirations et en traînant la voix. Il aurait, non pas de la titubation labiale comme celle de la paralysie générale, mais plutôt de la parésie. Les mouvements de la langue sont très-lents ; la bouche, s'il parle, se tortille à droite ; il a de la diplopie de l'œil droit. Le bras droit est pris de mouvements alternatifs, de contractions et de relâchement.

Il reconnaît très-bien les corps chauds des corps froids ; la thermo-anesthésie est intacte. Il n'en est pas de même de la sensibilité au toucher et à la douleur. Si on le pique légèrement, c'est à peine s'il sent, au bras droit, et il ne sent rien au bras gauche, lequel est paralysé ; si on pique plus fort, il sent un peu à gauche, mais bien peu. La perte de sensibilité est donc en rapport avec la perte de motricité, et c'est le membre le plus paralysé qui est le plus insensible. Notons aussi que dans la marche, s'il ferme les yeux, celle-ci devient plus incertaine, plus lente, plus hésitante.

Enfin, nous rappellerons qu'en 1869, il a été soigné pendant cinq mois pour de l'encéphalopathie saturnine ; c'est la première attaque du mal. Puis, jusqu'au mois de janvier de cette année, la santé fut bonne ; il eut à souffrir de fourmillements, qui, d'intermittents, devinrent continus ; de douleurs arthralgiques, et, enfin, il ne put se servir du bras gauche ; il y a cinq ou six jours, il fut pris de mouvements choréiques du tronc et des membres. Il n'a jamais eu d'affections syphilitiques.

Il se nourrissait suffisamment ; il buvait, en moyenne, un litre et demi de vin par jour, mais aussi il prenait des petits verres, surtout le matin. Enfin ; il est peintre, il a été pris des accidents saturnins, en faisant des enduits de blanc de céruse. Julep, 4 gr., bromure de potassium.

29 *février*. Depuis qu'il prend du bromure de potassium, il est plus calme ; les nuits sont meilleures, il saute moins, il est assoupi.

2 *mars*. *Poumons*. Le murmure vésiculaire s'entend bien dans toute l'étendue du poumon. La matité est normale; au *cœur*, rien d'anormal, mais les bruits normaux sont plus faibles, plus lointains; la matité est moindre qu'à l'état normal. Le foie n'est pas augmenté de volume; il n'a pas non plus diminué. Le malade ne dort pas la nuit; il a un peu moins de tremblements; douleurs arthralgiques; céphalalgie. Il se plaint toujours d'avoir des étourdissements. La diarrhée continue tous les jours; les douleurs fulgurantes apparaissent encore par instant dans les cuisses; crampes des mains, des pieds et des mollets.

Il ressent une douleur à la ceinture qui n'est pas très-forte, mais qui subsiste depuis longtemps, depuis 5 ou 6 ans. L'appétit est bon.

3 *mars*. Les secousses incessantes continuent dans les muscles fléchisseurs. Le muscle sterno-cléido mastoïdien est aussi mu par des décharges, mais il n'y a que le faisceau antérieur qui soit agité d'une manière incessante. Il y a de l'anesthésie du côté gauche; mais, du côté droit, il y a aussi de l'insensibilité tactile. Il a des sensations ascendantes de fourmillements partant de la plante des pieds.

8-11 *mars*. Le malade est plus calme; les mouvements et les secousses se sont apaisés un peu; mais les douleurs de la cuisse et des articulations se seraient plutôt exagérées. Le malade se plaint surtout des douleurs à la plante des pieds. Il souffre de ces douleurs, la nuit; peu de sommeil; céphalalgie; sa diarrhée, qu'il avait depuis 5 à 6 jours, s'est arrêtée depuis hier.

13 *mars*. Les mouvements choréiques, le tremblement incessant qui avaient paru diminuer, ont repris un peu plus fort. Il se plaint de douleurs très-fortes dans les membres, de fourmillements à la plante du pied; il souffre beaucoup; il éprouve cette sensation de petites boules sensibles, douloureuses, pendant la marche et il lui semble marcher sur des noix. La tête lui fait mal du côté droit, et en avant.

Peu de sommeil; s'il dort, il a des cauchemars; ainsi cette nuit, il rêvait qu'on le guillotinait, etc. L'appétit est bon. Les douleurs articulaires sont toujours intenses. Il n'a pas de force dans les membres inférieurs. Il a cependant moins de tremblement dans les membres supérieurs; il porte son verre à la bouche sans trembler et sans hésitation; mais s'il mange la soupe, la main tremble et sa cuiller retombe dans l'assiette. Pas de trouble de sensibilité.

16 *mars*. Le malade fait remarquer que tout ce qu'il avait à son entrée à l'hôpital, il l'a encore, mais à une moindre intensité, mais cependant il ne souffre plus de la plante des pieds, et il marche un peu.

19 *mars*. Le bras gauche qui était comme paralysé, a repris

ses mouvements depuis deux jours; la sensibilité est revenue également, mais il y a encore peu de force ; de même du côté droit. Il souffre beaucoup des épaules, à gauche surtout.

Les mouvements choréiques des membres sont diminués.

23 *mars*. Injection de un demi-milligramme de nitrate d'aconitine le matin, le soir une nouvelle injection. Le malade a beaucoup souffert des deux injections ; mais les douleurs qu'il ressentait aux pieds, se sont apaisées. Bouche très-sèche.

L'état général va en s'améliorant à partir de ce moment, et un mois après le malade sort complétement guéri.

Diagnostic.

L'hémichorée symptomatique peut être confondue avec un certain nombre d'affections du système nerveux, ayant comme symptôme dominant un tremblement hémi-latéral, c'est-à-dire occupant le membre inférieur et le membre supérieur du même côté ; ou bien encore, avec d'autres maladies qui sont principalement caractérisées par l'incoordination motrice, alors que ces phénomènes sont plus accentués dans le bras et la jambe du côté correspondant ; le diagnostic doit également être fait d'avec l'*hémichorée ordinaire*.

Cette étude diagnostique nous permettra de grouper ensemble un certain nombre de faits cliniques qui s'éclairent mutuellement ; nous procéderons du simple au composé, des phénomènes dont la pathogénie est connue, vers ceux qu'on ne sait à quoi rattacher.

1° — Du tremblement chez les hémiplégiques.

La trémulation des hémiplégiques, a déjà été signalée ; pourtant elle n'a pas, peut-être, attiré suffisamment l'attention.

M. Charcot, dans ses cours, a montré plusieurs fois des malades hémiplégiques atteints de tremblement, et il a rappelé l'importance de ce phénomène. M. Fernet dans sa thèse l'a étudié, puis MM. Jaccoud et Hallopeau à l'article *Encéphale* du *Nouveau dictionnaire*. Nous avons pu, à la Salpétrière le voir plusieurs fois ; les hémiplégiques, en effet, s'y comptent par centaines.

Ce n'est pas que tous les hémiplégiques soient atteints de tremblements, il s'en faut ; il n'y a que ceux qui ont éprouvé un certain temps après avoir été frappés d'hémiplégie, des douleurs névralgiques véritables dans la continuité des membres paralysés, supérieurs et inférieurs, dont l'apparition est bientôt suivie de contractures plus ou moins marquées, contractures accompagnées alors d'un certain degré d'atrophie des muscles, surtout de ceux du pied et de la main.

Ainsi nous prenons le fait le plus habituel ; l'individu après une attaque apoplectique, est frappé d'hémiplégie ; cette hémiplégie de mouvement, est d'abord une hémiplégie flasque ; elle reste ainsi 2 mois, 6 mois, plus ou moins ; puis surviennent des douleurs névralgiques, puis de la contracture ; or, au bout d'un certain temps, le malade recupère la possibilité de faire quelques mouvements ; ces mouvements deviennent chaque jour de plus en plus étendus ; c'est alors qu'on voit se manifester dans la jambe, mais surtout dans la main, des *phénomènes de tremblements*. Ainsi donc, c'est au moment où le *mouvement revient* dans un membre plus ou moins *contracturé*, mais assez légèrement, *qu'apparaît le tremblement ;* il ne survient pas chez les autres hémiplégiques ; voilà un premier point qu'il importait de mettre en évidence. En quoi consiste-t-il ? Nous supposons examiner le membre supérieur, légèrement contracturé. Il faut noter tout d'abord que, *pendant le repos*, le tremblement ne se *produit pas*, que le malade soit levé, ou qu'il soit couché.

Deux procédés peuvent être mis en usage pour provoquer l'apparition de ces mouvements involontaires ; dans l'un, le malade est prié de porter la main sur sa tête, de l'élever en l'air, en un mot de faire le mouvement que la paralysie motrice lui permet d'accomplir ; dans l'autre, le tremblement se produit alors que le bras étant tenu rigide, on porte assez vivement la main dans la flexion forcée, mais encore mieux dans l'extension ; immédiatement, chez les hémiplégiques que nous avons en vue, on voit une trémulation très-marquée s'emparer de la main et du bras tout entier ; on pourrait désigner ce phénomène sous le nom de *phénomène de la main*, comme le fait M. Charcot. C'est ainsi qu'on peut provoquer, dans certains cas, le tremblement dans les membres contracturés, aussi bien pour la jambe que pour la main ; les Allemands décrivent, depuis quelques mois, la trémulation de la jambe ainsi obtenue sous le nom de *phénomène du pied* ; ils analysent le phénomène avec une minutie et un luxe de détails extrême, absolument comme s'ils étaient les inventeurs du symptôme, alors que chez nous il est connu depuis bientôt dix ans ; il est vrai qu'ils ont ajouté des *réflexes* partant des tendons, courant dans la moelle, revenant aux muscles de la jambe, etc. Quel abus n'a-t-on pas fait de ce mot, *réflexe !* Quoi qu'il en soit, alors que l'on porte fortement la main dans l'extension, voici ce qu'on observe :

La main se met immédiatement à trembler et le tremblement se communique au membre tout entier ; ce tremblement est à oscillations brèves, rapides, à amplitude très-peu marquée, s'accusant d'autant plus que l'on augmente davantage l'extension ; ce sont des secousses instantanées, à direction verticale, qui durent autant que dure l'extension, et qui souvent persistent quelque temps après que l'on a cessé. Lorsque l'on fait *l'extension* du pied, les mêmes phénomènes se produisent dans la jambe ; nous n'aurions qu'à répéter ce que nous venons de dire plus haut ; nous ajouterons cependant que les secousses sont généralement plus accentuées et à amplitude plus marquée. A coup sûr, il n'y a rien dans ce tremblement des hémiplégiques, ainsi déterminé, qui ressemble à ce que l'on a désigné sous le nom de *mouvements choréiformes*.

Nous revenons maintenant au tremblement qui survient lorsque la malade *élève la main en l'air*. On voit alors le membre entier, mais en particulier son dernier segment, être pris de mouvements oscillatoires, verticaux, assez rapides, et souvent très-étendus comme amplitude ; ces mouvements sont inégaux et toutes les oscillations n'ont pas la même étendue ; cependant elles sont rhythmées, et elles s'accomplissent toujours dans le même sens ; elles deviennent d'autant plus fortes que la main s'élève davantage ; d'ailleurs le bras se fatigue trèsvitc, si l'élévation est répétée plusieurs fois de suite, et c'est alors que le tremblement devient plus*marqué.

Lorsque le malade élève la jambe, de pareils tremblements se produisent et avec les mêmes caractères ; mais jamais les mouvements n'acquièrent l'amplitude qu'ils ont au bras.

Ce tremblement, une fois constitué, dure toute la vie.

Nous avons rappelé en commençant qu'il n'y avait qu'une *seule classe* d'hémiplégiques qui présentaient ce tremblement ; ce sont ceux qui sont contracturés, qui ont des atrophies plus ou moins marquées des muscles, mais qui, cependant, récupèrent, à un moment donné, un peu, la possibilité du mouvement volontaire. On sait, aujourd'hui, à quoi s'en tenir sur la signification et de ces atrophies et de ces contractures ; elles veulent dire dégénérescence secondaire ; cette dégénérescence dans la moelle, occupe les cordons latéraux, et la portion de ce cordon, placée en arrière de la ligne horizontale qui passerait par le milieu des deux cornes antérieures; elle s'étend depuis le bord externe de la corne postérieure jusqu'à quelques millimètres de contour extérieur de la moelle.

La physiologie expérimentale n'a pu encore déterminer le rôle de ces faisceaux latéraux ; mais les phénomènes de physiologie pathologique qu'enseigne la clinique, sont toujours vrais, alors même que nous ne pouvons, ni les comprendre, ni les expliquer.

L'*hémiplégique* qui tremble diffère de l'*hémichoréique* en bien des points ; d'abord chez l'hémiplégique, les secousses ne surviennent que provoquées, soit par le mouvement volontaire, soit par l'extension ou la flexion forcée de la main ou du pied ; ensuite les mouvements de l'hémiplégique conservent une certaine régularité ; ils se font toujours dans le même sens, de haut en bas ; ce sont des secousses brèves, rapides; chez l'*hémichoréique*, au contraire, les mouvements se produisent en des sens tout à fait variables, tout à fait indéterminés ; les doigts s'étendent, se fléchissent ; la main s'incline au dedans, en dehors. Ainsi donc les mouvements des *hémiplégiques* diffèrent de ceux des *hémichoréiques* parce que les premiers n'ont lieu que provoqués ; de plus, en considérant le *modus faciendi* de ces mouvements, on voit qu'ils sont complétement distincts les uns des autres.

Nous donnons les deux observations suivantes que nous avons choisies parmi beaucoup d'autres, comme exemples.

OBSERVATION XXXVII.

RAMOLLISSEMENT CÉRÉBRAL CONSÉQUENCE D'UNE ENDOCARDITE RHUMA-
TISMALE. — INSUFFISANCE MITRALE. — TREMBLEMENT HÉMIPLÉGIQUE.

Trocha, 47 ans, entrée le 19 janvier 1875 à la Salpétrière, salle Saint-Jacques, n° 21 (service de M. Charcot).

Renseignements. — Réglée à l'âge de 17 ans. Rien de particulier dans les antécédents héréditaires. Attaque de rhumatisme articulaire aigu généralisé il y a quatre ans ; avait été bien portante jusqu'alors. La malade est obligée de garder le lit à cette époque, pendant huit semaines. Il y a 15 mois environ, la malade qui, depuis son rhumatisme, était sujette à des palpitations assez violentes, à des accès d'étouffements, vit tous ces accidents s'aggraver ; un soir, étant couchée, elle eut une très-grande oppression, accompagnée de douleurs vives dans la tête, et rapidement, elle fut paralysée du bras et de la jambe du côté droit ; point de perte de connaissance. Les traits du visage étaient tirés à gauche, la langue déviée ; aphasie complète pendant sept mois.

Au bout de ce temps, elle put se lever et marcher avec des béquilles. Un mois après, douleurs névralgiques violentes dans la jambe et surtout dans le bras droit ; bientôt survint un peu de contracture de la main et du pied.

Etat actuel. 22 *janvier* 1875. — Etat général peu satisfaisant ; perte d'appétit, manque de sommeil. Langue saburrale ; constipation. Léger mouvement fébrile surtout vers le soir. La malade garde le lit et ne peut se lever du tout.

L'auscultation et la percussion de la poitrine ne font rien découvrir d'anormal. Bruit de souffle au cœur au premier temps et à la pointe ; irrégularité des battements. Pouls petit, irrégulier ; 104 pulsations. La matité précordiale, surtout de haut en bas, est manifestement augmentée.

La malade répond mal aux différentes questions qu'on lui adresse, non pas qu'elle ne puisse trouver les mots, mais elle les prononce indistinctement. La langue est déviée à droite ; elle a son volume normal ; elle peut exécuter tous les mouvements. Point de déviation ni de la face ni des yeux.

Le bras droit pend inerte le long du corps ; il est le siége d'un léger degré de contracture : les doigts sont à demi-fléchis et

raides ; on ne peut les redresser ; le pouce est en pronation et
fléchi dans la paume de la main ; on n'imprime des mouvements
à l'avant-bras qu'en déployant une certaine force. La malade ne
peut remuer ce bras droit. La jambe droite a perdu presque tous
mouvements, c'est à peine si elle peut être soulevée légèrement ;
le pied est dans l'extension et légèrement incliné ; un peu de raideur dans les mouvements communiqués. Sensibilité sous tous
ses modes, intacte. Rien de particulier à noter à gauche.

3 *février*. — La perte d'appétit est presque toujours absolue ;
la malade vomit de temps à autre ; elle urine assez difficilement.
Coliques assez violentes suivies de rejets de petits calculs.

5 *février*. — Douleurs assez vives dans le bras et dans la jambe
droites ; ces douleurs passent par éclairs, mais la malade souffre
continuellement. Le bras droit et la jambe droite, ainsi que le
ventre sont le siége d'un *œdème très-prononcé*.

Le bras a triplé de volume ; tout le membre est engorgé, épaule
comprise ; la peau est pâle, exsangue ; la pression, non douloureuse, laisse des godets ; même état pour la jambe et pour la moitié du ventre du côté correspondant ; l'œdème s'arrête juste à la
ligne blanche.

20 *février*. — Même état ; en outre, la malade se plaint d'un
violent mal de tête.

25 *février*. — L'état général est un peu meilleur ; l'œdème hémi-
latéral a diminué d'au moins de moitié.

5 *mars*. — Les douleurs du bras et de la jambe droites, quoique moins fortes, persistent encore ; l'œdème est presque disparu.

8 *mars*. — L'œdème est tout-à-fait disparu ; le bras et la jambe
droites sont amaigris, comparés aux membres gauches.

La main est en griffe : la dernière phalange est fléchie sur la première, mais toute entière en pronation. Quelques mouvements,
plus étendus sur la jambe sont possibles.

11 *mars*. L'état général est bien meilleur. La main et la jambe
exécutent des mouvements plus étendus.

*Un phénomène nouveau apparaît en même temps que le mouve-
ment se rétablit.* Si l'on écarte la main droite du tronc d'une certaine étendue et qu'en commande à la malade de la rapprocher,
ce qu'elle peut faire actuellement, immédiatement on voit se produire *un tremblement général de la main ;* ce tremblement est
constitué par une série d'oscillations de dehors en dedans, et de
dedans au dehors, surtout verticales ; elles se communiquent
à tout le membre ; l'amplitude de ces oscillations est assez étendue, et c'est au moment où la malade va toucher le but, qu'elle
déploie la plus grande somme de volonté, et que ces mouvements
sont le plus marqués.

Même mode de tremblement pour la jambe droite ; seulement

les mouvements sont moins étendus. La malade, étant au repos, on aperçoit quelques contractions fibrillaires qui courent le long des muscles du bras et de la jambe, sans provoquer de véritables mouvements.

15 *Mars*. — La malade se porte beaucoup mieux ; elle parle plus distinctement.

Les mouvements *possibles* des membres paralysés sont *beaucoup plus étendus;* la main peut être portée à la hauteur de la bouche, et le pied soulevé au-dessus du drap. Pendant que ces mouvements s'accomplissent, la main, comme le pied, sont pris d'un *tremblement oscillatoire* bien plus étendu que le 11 mars, et de même caractère, si bien que le malade qui commençait à pouvoir tenir un objet avec sa main, le lâche quelquefois, et il est projeté assez loin.

29 *Mars*. — *Examen des yeux*. Très-légères différences de rougeur entre les deux pupilles ; celle de l'œil gauche étant la plus foncée. Point d'hémiopie ; pas de troubles de l'acuité visuelle.

10 *Mai*. — Même état. Le tremblement est le même.

1er *Juin*. — Perte de l'appétit, douleurs de tête, angoisses. — Battements de cœur tumultueux (140). L'hémiplégie de mouvement redevient complète, pas de trouble de sensibilité.

20 *Juin*. — Sous l'influence de la digitale les mouvements du cœur se sont modérés.

Le mouvement *revient un peu et avec lui le tremblement.*

1er *Juillet*. — Réapparition de l'œdème.

REMARQUES. — Cette observation présente deux points extrêmement importants.

1° Il y a eu, à deux reprises différentes, un *œdème hémilatéral*, respectant simplement la face et le cou. Cet œdème, la première fois, a persisté plus d'un mois. Il a déjà été noté par divers observateurs et M. Vulpian dans ses cours, en rappelant son existence, discute l'hypothèse d'un *centre vaso-moteur* spécial détruit par le ramollissement cérébral.

2° Au moment où un léger degré de contracture s'est établi, et où les mouvements sont apparus, un *tremblement* occupant le bras et la jambe, ne se produisant *que lors des mouvements*, s'est montré et a persisté des mois, jusqu'au jour où les mouvements ont disparu *pour réapparaître de nouveau avec ceux-ci.*

OBSERVATION XXXVIII.

TREMBLEMENT HÉMI-LATÉRAL DU CÔTÉ DE L'HÉMIPLÉGIE CHEZ UNE
FEMME ATTEINTE DE RAMOLLISSEMENT CÉRÉBRAL PAR EMBOLIE.

Petit Jennie, 32 ans, entrée à la Salpêtrière il y a 9 ans. — (Infirmerie des incurables, service de M. CHARCOT.)

Renseignements. Réglée à l'âge de 10 ans ; bien portante jusqu'à 19 ans. A cet âge première attaque de rhumatisme articulaire aigu ayant duré cinq semaines ; seconde attaque, un peu moins
violente que la première. quelques mois après. Troisième attaque
à 20 ans. A partir de ce moment, palpitations cardiaques, dyspnée, migraine ; la santé générale en souffre, manque d'appétit.

A l'âge de 21 ans, elle se réveilla un matin complétement paralysée du côté droit du corps, avec la figure déviée à gauche ; la
parole devient difficile. La malade articule difficilement les
mots. Elle est restée 2 ans au lit. Au bout d'un an de l''existence de
l'hémiplégie, douleurs assez vives dans le bras droit et la jambe
droite ; contractures consécutives de ce côté. A ce moment la malade affirme qu'elle ne sentait ni son bras ni sa jambe ; la sensibilité, d'après son dire, ne serait revenue qu'à l'âge de 25 ans. .

A l'époque où la contracture s'établit, *tremblements très-pro-
noncés* dans le bras et dans la jambe du côté paralysé ; ce tremblement ne se montrait qu'à *propos des mouvements voulus.*

Etat *actuel*, 10 *juillet* 1875. Santé bonne ; la malade n'est plus
qu'une infirme, mangeant, buvant et dormant à peu près bien.
L'intelligence est bien conservée ; elle répond nettement aux questions qu'on lui adresse, quoique la prononciation des mots soit
restée difficile. Menstruation irrégulière.

La marche est possible, même sans béquilles, la jambe droite
traîne et fauche très légèrement.

Tout le *côté droit* du corps porte les traces d'une hémiplégie
ancienne. Les traits sont tirés à droite (contracture des muscles
de ce côté).

Le bras, pendant le long du corps, est contracturé ; les doigts
sont fléchis dans le creux de la main, et il faut déployer une certaine force pour arriver à les défléchir ; le pouce et l'index ré-
sistent moins. On fléchit, mais en employant un certain degré de
force, l'avant-bras sur le bras ; on éprouve une certaine résistance
quand on lève le bras dans son entier. Léger amaigrissement des
muscles de la main (en général), quelques douleurs dans ce bras
de temps à autre.

Raideur assez marquée des muscles de la cuisse et de la jambe ;
pied dans l'extension et l'abduction avec rotation au dehors. La
sensibilité est intacte partout, et sous tous ses modes.

Quand on ordonne à la malade de lever le bras, elle peut le faire et avec un peu de difficulté, elle le met sur sa tête ; c'est pendant ce mouvement, qu'on voit se produire un tremblement très-marqué ; il est composé d'une série d'oscillations alternativement égales de haut en bas et de bas en haut ; elles acquièrent une grande amplitude au moment où la malade déploie la plus grande somme d'efforts, c'est-à-dire quand elle est sur le point de toucher sa tête ; ce tremblement s'exagère beaucoup quand elle tient un objet à la main ; la secousse du tremblement se transmet au corps tout entier.

Mêmes phénomènes se produisent dans la jambe droite, lorsque la malade veut la lever en l'air ; pourtant les mouvements sont un peu moins marqués qu'au bras. Jamais, *pendant le repos*, il ne se produit de tremblement. Ce tremblement du bras est tel, qu'accompagné de la contracture il empêche le malade de se livrer à une occupation nécessitant l'emploi de ce bras. On peut encore provoquer le tremblement par un autre procédé ; il suffit de porter la main ou le pied dans la flexion forcée, mais surtout dans l'extension, pour les voir pris immédiatement d'un tremblement composé de secousses brèves, rapides, verticales, à petite amplitude se communiquant au corps tout entier, le tremblement dure autant que l'extension et souvent même, il persiste après qu'on l'a cessée. L'auscultation de la poitrine est négative ; il existe à la base du cœur un soufle doux, au deuxième temps ; palpitations assez fortes ; pouls de Corrigan. Les migraines sont disparues.

La statistique de la Salpétrière montre que sur cent hémiplégiques prises au hasard, il y en a cinq qui présentent ce phénomène du tremblement ; ils sont atteints de contracture, par conséquent de dégénérescence des cordons latéraux, et les mouvements volontaires sont encore possibles dans une certaine mesure.

2° — Du tremblement hémi-latéral dans l'atrophie cérébrale.

Le *tremblement convulsif* a déjà été signalé dans l'atrophie partielle du cerveau (thèse de Cotard, page 99) ; c'est, comme l'hémichorée, un phénomène relativement rare, nous avons examiné vingt cas d'atrophies cérébrales qui se trouvent à la Salpétrière ; nons n'avons rencontré le tremblement hémiplégique latéral du côté hémiplégié que dans deux cas; nous en rapportons un exemple.

Ce tremblement hémi-latéral est absolument semblable à celui des hémiplégiques ; aussi n'entrerons-nous pas dans de longs développements. Chez les hémiplégiques, le tremblement hémi-latéral, du côté hémiplégie, ne se montre que chez ceux ayant un certain *degré de contracture*, permettant encore des mouvements assez étendus du bras et de la jambe ; cette contracture veut dire dégénérescence secondaire des cordons latéraux ; dans le cas d'atrophie cérébrale, accompagnée de tremblements, il y a également contracture et lésion des cordons latéraux ; en un mot, de même que chez l'hémiplégique qui a une lésion dans une partie quelconque du trajet de la *capsule interne*, on observe un certain degré de dégénérescence secondaire des cordons latéraux, et quelquefois le tremblement ; dans le cas d'atrophie cérébrale, il y a lésion des cordons latéraux , contractures et tremblement, et pour les mêmes motifs. Ce que nous avons dit du tremblement des hémiplégiques se rapporte donc au tremblement des atrophies cérébrales, et le problème diagnostic est le même ; le tremblement diffère du mouvement de l'hémichorée, en ce sens qu'il ne survient que provoqué, ou dans l'exercice des mouvements volontaires; de plus, le tremblement est toujours de même sens, accompli de la même façon, et jamais il n'est, comme dans l'hémichorée, composé de mouvements involontaires, irréguliers, commandés, tantôt par tel groupe des muscles, tantôt par tel autre groupe.

OBSERVATION XXXIX.

ATROPHIE CÉRÉBRALE — CRISE HYSTÉRIFORME. — ATTAQUE ÉPILEPTIQUE. — CONTRACTURE HEMI-LATÉRALE. — TREMBLEMENT LIMITÉ AU COTÉ CORRESPONDANT.

Recueillie par mon ami le Dr BOURNEVILLE.

Paring.... Catherine, 25 ans. Entrée le 1er avril 1862 (service de M. CHARCOT).

Renseignements : Incontinence nocturne d'urine jusqu'à l'âge de cinq ans.

Réglée à l'âge de 13 ans. La première crise nerveuse serait survenue quelque temps après, à la suite d'une frayeur ; sensation de la boule.

Père alcoolique ; consanguinité ; la *mère* était cousine au 2ᵉ degré. — Il y a 9 ans, toux fréquente ; quelques hémoptysies assez abondantes.

Attaques épileptiques fréquentes, environ deux tous les mois ; à la suite d'une de ces attaques, en 1872, tout le côté gauche du corps, bras et jambe, se sont mis à trembler. La malade est avertie de ses attaques par des douleurs assez vives qui occupent le bras et la jambe du côté gauche ; ces douleurs commencent trois ou quatre jours avant.

L'attaque débute par les yeux, qui deviennent fixes ; la bouche se contourne ; la malade s'assied sur son séant ; le bras gauche se raidit ; la jambe est prise de secousses rapides qui agitent tout le corps. Perte de connaissance incomplète ; la respiration s'arrête par moments ; des mouvements de déglutition se produisent, et alors la trémulation gagne le bras gauche.

Quelques minutes avant l'accès, pendant l'accès, et environ une demi-heure après, les membres (bras et jambe) du côté gauche se raidissent. L'accès dure plus ou moins longtemps, quelquefois une demi-heure ; au bout de quelques minutes, de grands mouvements de bassin se produisent ; on dirait que la malade entre dans une phase hystérique.

Souvent, coma à la fin de l'accès.

Depuis quelques années, ces accès sont devenus plus nombreux, et souvent la malade reste pendant sept ou huit jours en état de crise.

Etat actuel, 1ᵉʳ *juillet* 1875. L'état général est assez bon ; la malade se lève et peut marcher, en boitant ; depuis une dizaine de jours, elle n'a pas eu d'attaques. Le sommeil et l'appétit sont bons, toutes les fonctions s'exécutent bien.

Membre supérieur gauche. Il est dans l'extension la plus complète (bras et avant-bras) ; les mouvements de l'épaule, qui y déterminent quelques craquements, sont libres dans l'abduction, et incomplets dans l'adduction et dans l'élévation.

Rigidité absolue du coude. L'avant-bras est tendu, dans la pronation absolue, de telle sorte que le bord radial regarde directement en arrière ; la main est à angle droit sur l'avant-bras.

Les trois derniers doigts (auriculaire, annulaire, médius) sont fléchis dans leur ensemble et portés en arrière, contre le bord radial de l'avant-bras ; l'index, accolé au pouce, est dans la demi-flexion.

Membre inférieur gauche. Extension complète. Les mouvements d'adduction se font bien ; ceux d'abduction, de flexion, sont incomplètement libres. Rigidité du genou et du pied, qui présente l'attitude du pied-bot varus-équin direct ; les orteils sont dans la flexion et très-contracturés.

Le membre inférieur gauche et le membre supérieur gauche sont pris, par instant, d'un tremblement marqué (épilepsie spinale).

Ce tremblement peut être provoqué, soit en excitant fortement la malade, soit en exagérant les positions prises par les articulations du bras et de la jambe.

Cette trémulation est composée d'une série de mouvements très-rapides, de flexion et d'extension, du pied et de la jambe gauches ; ces mouvements se communiquent à tout le membre. Le tremblement est fréquent à la suite des crises, ou bien il les précède de quelques heures. Rien de semblable à droite.

Le cou est raide, mais, en somme, la malade peut le mouvoir facilement. Rien à la face ; parole facile. La sensibilité est intacte, aussi bien à gauche qu'à droite. Quelques douleurs ovariennes gauches.

3° Du tremblement dans les myélites chroniques, avec prédominance dans un côté du corps. Sclérose des cordons latéraux. Sclérose en plaques.

Le groupe des *myélites chroniques*, dans lequel, il n'y a pas longtemps encore, on englobait toutes les affections de la moelle à lente évolution, commence aujourd'hui à être dissocié ; du reste, la sclérose des cordons postérieurs, la sclérose en plaques, les diverses lésions des cornes antérieures avaient été séparées ; un pas de plus a été fait ; M. Pierret a montré que les cordons de *Goll* pouvaient se scléroser isolément, et M. Charcot a décrit, dans son cours de 1875, la *sclérose des cordons latéraux*.

Ce qui a fait la confusion, c'est que souvent ces diverses lésions coexistent, et leurs symptômes s'entremêlent ; grâce à l'analyse clinique attentive, on sait aujourd'hui reconnaître les formes, les types, les espèces ; comme le dit M. Charcot, à qui nous empruntons cette pensée familière : « il y a vingt-trois à vingt-quatre symptômes pour toutes les lésions du système nerveux, et de même qu'avec les vingt-quatre lettres de l'alphabet on reproduit tout le langage parlé et tout le langage écrit, de même avec ces symptômes, groupés différemment, on reproduit toute la symptomatologie des diverses maladies du système nerveux. »

Or, parmi ces symptômes, dont la signification a été mise en évidence récemment, la contracture et le tremblement sont bien importants à connaître ; ils veulent dire que les cordons latéraux sont intéressés.

Nous avons rappelé, à propos du *tremblement des hémiplégiques*, que ce phénomène ne se trouvait que chez ceux ayant une sclérose des cordons latéraux ; on comprend qu'une double lésion en foyer de l'encéphale, destruction de la partie motrice de la capsule interne, amène une double lésion des cordons latéraux ; ce fait peut se rencontrer primitivement, d'emblée, sans lésion de l'encéphale ; on a alors la *sclérose primitive des cordons latéraux*.

Les principaux symptômes de cette affection, quand elle existe sans complications (or, l'anatomie et la physiologie ont montré l'indépendance des cordons latéraux), sont :

1° Une paralysie ou impuissance motrice ; c'est là ce que domine la situation.

2° Des déviations spasmodiques, résultat des *contractures permanentes*.

3° Engourdissements, fourmillements, douleurs spontanées, douleurs provoquées, quand on cherche à redresser les membres contracturés, ou que l'on palpe les membres atrophiés.

4° La maladie débute d'emblée, sans prodromes. L'envahissement se fait par les membres supérieurs.

5° Les malades prennent une attitude déterminée ; le bras est rapproché du corps ; l'abduction, douloureuse ; le coude à demi-fléchi ; les doigts, recourbés dans la paume de la main.

6° Si le malade parvient à lever le membre, on remarque bientôt une *trémulation choréiforme* (mouvements rapides à direction verticale, à amplitude peu étendue) ; elle n'est pas spontanée, mais survient à propos des *mouvements intentionnels*.

On peut également la provoquer, comme le tremblement des hémiplégiques, par l'extension forcée du pied ou de la main, et l'on a alors le *phénomène du pied*, le phénomène de la *main*.

7° L'autre membre se paralyse à son tour.

8° Difficulté de la marche ; au bout de quelques mois, impossibilité de se mouvoir.

9° Aucun trouble, ni du côté de la vessie, ni du côté du rectum ; point d'eschares.

10° Lorsque l'atrophie des masses musculaires survient, c'est que les cellules des cornes antérieures se prennent secondairement ; pour les membres supérieurs, l'atrophie est la règle ; les inférieurs ne s'atrophient pas, ou seulement à la dernière heure de la maladie.

11° La maladie s'accompagne toujours d'un certain degré de *rigidité* spasmodique ; le malade sent, de temps à autre, ses membres inférieurs se raidir malgré lui ; ce phénomène revient par accès et se termine par la *trémulation tétaniforme.*

12° Paralysie bulbaire ; paralysie du pneumogastrique en particulier ; elle amène la mort par suffocation.

13° La maladie marche toujours très-rapidement ; elle dure de six mois à trois ans.

Comme on le voit d'après ce court résumé symptomatique, l'un des phénomènes dominants, c'est le *tremblement ;* il peut en imposer et simuler les mouvements choréiformes ; dans la sclérose des cordons latéraux, les mouvements ne se montrent que si on les provoque, ou dans l'accomplissement des mouvements intentionnels, et ils n'ont jamais l'irrégularité de ceux de l'*hémichorée ;* en un mot ce sont des *tremblements et non des mouvements choréiformes.*

Nous en dirons autant à propos de la *sclérose en plaques,* qui, elle aussi, peut envahir les cordons latéraux ; elle a alors pour symptômes dominants, et la contracture et la trémulation ; cette trémulation peut prédominer dans un côté du corps, et donner lieu à des difficultés pour le diagnostic. On la différencie, de la même façon, de l'hémichorée symptomatique. Quant au tremblement caractéristique, qui est l'un des premiers symptômes de la sclérose en plaques, son caractère dominant est de se manifester seulement à l'occasion des mouvements intentionnels ; il disparaît quand les muscles sont au repos complet ; plus le mouvement à exécuter es étendu, et plus s'exagère le tremblement ; il atteint son maximum, lorsque le but que l'on propose au malade de toucher, va l'être. M. Charcot a fait remarquer que, tandis que les mouvements étendus étaient ainsi modifiés par le tremblement, les petits mouvements pouvaient encore être accomplis, sans troubles moteurs apparents.

Ainsi donc l'hémichorée ne peut être confondue avec ce tremblement; d'ailleurs, bien d'autres symptômes de la sclérose en plaques existent en même temps que ces variétés du tremblement, et il serait toujours, en supposant la confusion possible entre les deux espèces de mouvements, facile de rechercher les autres symptômes.

OBSERVATION XL.

MYÉLITE CHRONIQUE ; TREMBLEMENTS DES MAINS ET DES PIEDS SURTOUT PRONONCÉS D'UN CÔTÉ DU CORPS.

Fischer, Marie, 23 ans. Entrée à l'infirmerie de la Salpétrière (le 17 février 1873). Service de M. CHARCOT.

Renseignements. Il est très-difficile d'obtenir des renseignements précis ; la malade répond bien aux questions qu'on lui adresse ; mais elle se contredit. Voici ce qui paraît le plus probable dans son histoire antérieure ; à l'âge de 8 ans 1/2, étant à jouer, elle fut prise d'une douleur brusque au niveau des reins; elle fut obligée de s'asseoir immédiatement ; le lendemain elle ne pouvait plus se servir de ses jambes. Elle resta au lit six mois ; à partir de cette époque, elle put marcher, mais difficilement; ses pieds étaient raides, et des douleurs assez vives dans les mollets l'empêchaient de dormir. Elle a séjourné huit ans à l'hôpital Sainte-Eugénie ; de là, elle est passée à la Salpétrière. La menstruation s'est établie d'une façon irrégulière à l'âge de 19 ans.

État actuel (10 juillet 1875). La malade est confinée au lit ; elle a acquis un développement ordinaire, celui d'une jeune fille de son âge ; elle est blonde, pâle, assez irrégulièrement réglée actuellement. Bon appétit ; sommeil normal. Toutes les fonctions s'exécutent bien; point de paralysie de la vessie ni du rectum.

Elle parle très-bien ; *mais la langue est un peu embarrassée,* il n'y a pas de lenteur des réponses, mais parfois une sorte de bégaiement assez accusé ; le plus généralement, pourtant, on note un certain embarras dans l'articulation des mots. L'intelligence n'est pas développée proportionnellement ; elle est restée enfant comme à 12 ans ; elle en a les goûts.

Les deux membres inférieurs sont contracturés ; les deux pieds sont dans l'extension, et ne peuvent fléchir la jambe sur la cuisse. ni la cuisse sur le bassin; pas de déviation ni du pied ni du genou, ni de la jambe en totalité.

Cette contracture diminue quelquefois un peu. Les muscles des membres inférieurs ont conservé leur volume normal.

La sensibilité, sous tous les modes, est intacte. Pas de déviation du rachis ; rien d'anormal.

Quand on découvre la malade, le plus souvent les deux membres inférieurs, mais surtout le gauche, sont pris de tremblement, sorte de trémulation très-marquée, caractérisée par des mouvements à oscillations ascendantes et descendantes très-brèves et à amplitude très-courte ; ce tremblement se communique à la jambe entière. Souvent le jour, mais plus encore la nuit, ce mouvement se produit seul, sans cause connue. On peut le provoquer facilement de deux façons, soit en chatouillant légèrement la surface de la peau de la jambe ou du pied, soit, celui-ci reposant sur un plan horizontal, en cherchant à vaincre l'extension du pied, soit en voulant le soulever ; on peut faire durer le tremblement le temps que l'on veut.

Les bras sont eux aussi, un peu contracturés; celui du côté gauche plus que celui du côté droit.

A gauche, l'avant-bras est à demi fléchi sur le bras, et le membre tout entier est raide ; mêmes secousses que dans la jambe, moins prononcées, mais mises en jeu absolument par les mêmes procédés.

Rien à noter du côté des yeux, au point de vue des mouvements, si ce n'est une diminution très-notable de la vue ; elle voit brouillé à une distance de deux décimètres, des lettres de 1/2 centimètre. Quelquefois encore la malade souffre au niveau des reins; elle est un peu serrée à la ceinture par une sorte de constriction légère. Plus de douleurs dans les jambes.

Remarques. Le diagnostic de l'affection chronique dont est atteinte cette jeune fille est très-difficile; très-vraisemblablement les cordons latéraux sont malades. Le sont-ils grâce à des plaques de sclérose, ou pour leur compte propre ? La première hypothèse est la plus vraisemblable, car la sclérose des cordons latéraux n'a pas cette longue durée, et la langue n'est pas affectée ainsi.

Ce qu'il importe de noter dans cette observation de myélite

chronique, c'est le tremblement, plus prononcé d'un côté du corps que de l'autre,

4° Du tremblement hémi-latéral chez les hystériques. Chorée hystérique.

Les *contractures* sont fréquentes chez les hystériques ; souvent elles sont permanentes, ou du moins elles durent fort longtemps. Elles peuvent revêtir différentes formes cliniques suivant que tel ou tel des membres sont affectés, soit isolément soit en même temps.

Nous ne signalerons qu'une de ces formes, celle dite hémiplégique.

Nous avons choisi cette forme clinique, parce que c'est celle qui peut prêter à confusion avec l'*hémichorée post-hémorrhagique*. En effet, il n'est pas rare, alors que chez les *hystériques* on observe ces contractures permanentes, de rencontrer dans les membres contracturés, une *trémulation* semblable absolument à la trémulation des affections médullaires ; aucune différence ne les sépare ; le tremblement est involontaire quelquefois ; le plus souvent, il est provoqué lors de l'accomplissement des mouvements intentionnels, ou bien par la flexion, ou mieux l'extension forcée de la main ; dans ce cas, encore, la trémulation est composée de mouvements verticaux rapides, à oscillations très-peu étendues ; en un mot rien ne différencie ces tremblements.

Puisque l'hémiplégie est représentée, dans les cas que nous supposons, par des contractures, et que les membres supérieurs et inférieurs sont atteints de trémulation, il est nécessaire d'être prévenu de l'existence possible de ce fait clinique, afin de ne pas le confondre avec l'*hémichorée post-hémorrhagique ;* il suffit de rappeler encore que les mouvements sont rarement involontaires ; que le plus souvent ils sont provoqués et qu'ils se composent toujours d'oscillations spéciales, pour ainsi dire, au tremblement, et jamais de ces mouvements irréguliers, involontaires, qui sont la caractéristique des mouvements choréiques.

Nous avons publié l'an dernier à la *Société de Biologie*, une observation d'hystérique ayant présenté du *tremblement hémi-latéral* sans contractures, ce que l'on a longtemps décrit sous le nom de chorée hystérique.

Il s'agissait d'une jeune fille de vingt ans n'ayant eu de l'hystérie que le caractère mobile, fantasque, les pleurs fréquents, la sensation de la boule, la toux opiniâtre, rauque, quinteuse ; au bout de quelque temps de séjour à l'hôpital, elle fut prise de tremblements involontaires, extrêmement forts, s'exagérant par les mouvements dans le bras et dans la jambe du même côté ; cela dura trois semaines, avec des alternatives d'améliorations et de rechutes ; il n'y avait aucun trouble de sensibilité ; lorsque la malade marchait, le tremblement de la jambe en particulier, était si intense, qu'on aurait dit que la malade se livrait à des exercices chorégraphiques.

Ces cas et ceux qui leur sont semblables, pourraient, au premier abord, en imposer et faire songer à l'*hémichorée post-hémorrhagique ;* mais en dehors même de ce fait que ces phénomènes sont survenus chez une femme hystérique, ou en ayant tous les attributs, en considérant simplement le tremblement en lui-même, on peut arriver au diagnostic différentiel.

Chez l'hystérique, on observe un tremblement quelquefois très-fort et très-irrégulier, mais jamais de mouvements choréiformes, voilà le point dominant ; les oscillations sont brèves rapides, *toujours de même sens*, et non composées de ces mouvements bizarres, irréguliers par excellence, qui sont ceux de la chorée et qui la distinguent de tous les autres mouvements ; d'ailleurs leur apparition n'a pas été précédée d'une attaque apoplectique.

Nous rappelons ici que, si, dans l'immense majorité des cas, alors même que des contractures hystériques ont duré des années, il n'y a pas de lésions de la moelle aujourd'hui reconnaissables, comme le prouvent les autopsies, il y a eu cependant quelques faits dans lesquels on a rencontré une lésion médullaire. M. Charcot en a cité des exemples ; il en existe à la Salpétrière un que nous avons pu étudier ; la femme, âgée aujourd'hui de 52 ans, a eu une contracture hystérique sous la forme paraplégique ayant duré vingt ans, et actuellement tous les phénomènes de l'hystérie ont disparu et ceux de la myélite chronique sont survenus (atrophie musculaire, perte de la contractilité électrique).

OBSERVATION XLI.

HYSTÉRIE ; HÉMIANESTHÉSIE AVEC MOUVEMENTS CHORÉIFORMES LIMITÉS DU CÔTÉ GAUCHE (1).

Parisot Florentine, 21 ans, plumassière, entrée le 24 janvier 1876, à l'hôpital de la Charité, salle Sainte-Madeleine, 15 (service de M. Lancereaux). Sortie le 31 janvier 1876.

Antécédents. — Le père de cette jeune femme a eu la danse de Saint-Guy, à l'âge de 25 ans ; sa mère est extrêmement irritable ; ses deux sœurs ont eu, toutes les deux, une affection qui a été qualifiée de chorée par les médecins qui les ont soignées.

Cette jeune femme, grande, forte et bien constituée, a eu, à six ans, une fièvre typhoïde à forme délirante, dont elle ne se remit qu'avec beaucoup de peine, et qui laissa des troubles intellectuels, des absences passagères, qui ne se sont dissipés qu'à l'âge de 13 ans, époque où ses règles apparurent. En dehors de cette fièvre typhoïde, cette malade n'a pas eu de maladie grave ; de temps en temps, quelques indispositions sans importance, et ce fut tout. Interrogée au point de vue de l'hystérie, elle affirme n'avoir jamais eu d'attaque de nerfs. Elle était, dit-elle, seulement un peu nerveuse, riant et pleurant facilement ; quand elle avait un peu de chagrin, elle sentait une boule lui remonter le long de la gorge.

Le lundi, 10 *janvier*, cette jeune femme fut prise, à la suite d'une violente contrariété, de mouvements involontaires qui agitaient son bras gauche et l'empêchaient de travailler. Ces mouvements étaient d'abord intermittents ; ils l'agitaient pendant quelques minutes pour la laisser en repos pendant une demi-heure. Ce jour-là, le bras seul fut pris, la jambe restant complétement indemne, de telle sorte que la malade rentra chez elle sans aucune difficulté. Le lendemain, les mouvements du bras augmentent et la jambe commence à se prendre, et, ces phénomènes continuant, cette jeune femme entre à la clinique le 24 *janvier*, dans l'état suivant.

État actuel. — Quand on la voit couchée dans son lit, on re-

____

(1) Obs. recueillie par M. Couturier, externe des hôpitaux.

marque immédiatement que le côté gauche de son corps est agité de mouvements involontaires.

Ce sont de petits mouvements, assez peu étendus et rapides, soulevant l'épaule, la portant en avant, faisant tourner le bras, soit en dedans, soit en dehors. Les mouvements du membre inférieur sont principalement des mouvements de flexion de la jambe sur la cuisse, accompagnés de temps en temps de rotation en dehors ou en dedans.

La face, non plus, n'est pas exempte de ces mouvements convulsifs. De temps en temps, la malade contracte son orbiculaire frontal et son sourcilier gauche, ce qui lui donne une expression de mauvaise humeur. La commissure des lèvres est aussi tirée, soit en haut soit en bas, par la contraction des muscles qui s'y attachent. Cette série de mouvements a pour effet de donner à la physionomie une expression grimaçante tout-à-fait caractéristique.

Ces mouvements ne sont pas continus ; ils se succèdent à de courts intervalles, mais n'ont nullement le caractère désordonné de ceux que l'on observe dans la chorée rhumatismale. Si l'on invite la malade à porter un verre à sa bouche, on la voit d'abord exécuter une série de mouvements de pronation et de supination ; puis elle le porte directement à sa bouche, sans exécuter des mouvements gesticulatoires.

Cette jeune personne présente en outre des troubles de sensibilité, localisés aussi au côté gauche ; la sensibilité restant entière et normale du côté droit.

La sensibilité générale est diminuée dans tout ce côté, tant au membre supérieur qu'à l'inférieur, et sur la face, on peut toucher la conjonctive oculaire sans provoquer de larmoiement.

La sensibilité générale de la membrane de Schneider est conservée ; un morceau de papier introduit dans la narine gauche, provoque de violents éternuements. Il en est de même de la sensibilité générale des muqueuses buccale et linguale ; mais la sensibilité spéciale de ces deux membranes est manifestemen diminuée du côté gauche. La malade nous affirme que son odorat est diminué à gauche ; il en est de même pour le goût. Mais il y avait à se demander si la diminution de la sensibilité gustative n'était pas en rapport seulement avec la diminution de la sensibilité olfactive. Pour élucider cette question, nous avons porté alternativement sur l'un et l'autre côté de la langue, au moyen d'un pinceau de charpie, une solution salée et une solution sucrée. La malade a accusé nettement une diminution de la sensation gustative à gauche.

La sensibilité à la douleur est également beaucoup diminuée dans tout le côté affecté. On peut piquer profondément les bras ou les jambes de cette jeune femme sans lui causer de douleur.

L'a sensibilité à la chaleur et au froid est un peu diminuée dans le côté gauche.

Si on interroge maintenant la sensibilité musculaire, on voit que tout se-passe comme si elle était considérablement diminuée ou même abolie du côté gauche. Ainsi en mettant la main gauche dans certaines positions, un doigt fléchi et les autres étendus, par exemple, cette jeune femme ne peut, sans y voir, mettre la main du côté opposé, dans la même position. Mais peut-être y a-t-il ici à faire la part du besoin de tromper inhérent à l'hystérie. En même temps la malade accuse une lourdeur considérable du bras et de la jambe gauches, dont elle ne peut se servir. La marche est embarrassée et pénible. La compression de l'ovaire gauche est douloureuse au point de produire une syncope, si elle est prolongée.

29 *janvier*. L'anesthésie des membres a disparu et est remplacée par de l'hyperesthésie.

Les mouvements choréiformes sont moins nombreux et moins étendus. Le malade peut se servir un peu de sa main gauche ; elle est même parvenue à se peigner.

La malade sort sans grande amélioration, le 31 *janvier* 1876.

5° Incoordination motrice dans la sclérose des cordons postérieurs ; prédominance du phénomène dans un côté du corps. — Ataxie saturnine.

Parmi les symptômes de l'ataxie locomotrice, les plus importants sont certainement ceux dérivant de la motilité ; comme on le sait, alors que la sclérose des cordons postérieurs existe seule, le malade a conservé toute sa force, mais il survient de l'incoordination motrice représentée par des *oscillations plus ou moins étendues et irrégulières*, qui contrarient les mouvements ordinaires, dans la marche par exemple.

Aux membres supérieurs, les troubles locomoteurs sont toujours plus tardifs qu'aux membres inférieurs ; quand ils existent, le malade ne peut exécuter avec ses mains aucun mouvement précis ; les désordres des mouvements sont d'autant plus marqués que les mouvements voulus sont eux-mêmes plus accentués.

On conçoit que ces phénomènes d'incoordination motrice prédominant dans un côté du corps (membre supérieur et membre inférieur), on pourra se demander alors si l'on ne se trouve pas en présence de l'*hémi-chorée symptomatique*, d'autant plus que, chez les ataxiques, les troubles de sensibilité sont fréquents, absolument comme chez les *hémi-choréiques*.

Le problème du diagnostic différentiel devait donc être posé ; il est facile de le résoudre en considérant :

1° Que les troubles de l'incoordination motrice augmentent dans l'obscurité, alors que l'absence de lumière est sans influence sur les mouvements choréiques ; 2° que ces mouvements ne se montrent qu'à propos de l'accomplissement d'un acte intentionnel ; 3° qu'ils ne sont jamais composés de ces mouvements irréguliers de flexion, d'extension des doigts, d'abduction, d'adduction de la main ou du pied, comme dans l'hémi-chorée, mais bien que l'incoordination se décompose en une série de mouvements de directions indéterminées, s'éloignant par des zigzags plus ou moins étendus de la ligne droite que le membre devrait suivre, pour effectuer un mouvement déterminé.

Ainsi, si l'on prie un malade ataxique, chez lequel les membres supérieurs sont atteints, de saisir un objet avec la main, on le voit approcher sa main de l'objet, ouvrir celle-ci démesurément, et après quelques efforts, le saisir violemment ; il dépense une somme de force énorme relativement au but à atteindre. Tout autre est la manière de procéder de l'hémichoréique, il approche sa main lentement, doucement ; il veut saisir l'objet, mais au moment où il va réussir, un mouvement involontaire contrarie son mouvement voulu ; il recommence ; il le prend ; nouveaux mouvements de flexion, d'extension des doigts qui, souvent, le forcent à lâcher l'objet qu'il tenait.

La *trémulation des membres* peut se rencontrer chez les ataxiques, comme dans les *autres affections médullaires ;* quelquefois elle est très-prononcée et prend alors le nom d'*épilepsie* spinale (Brown-Séquard). Nous avons, dans notre mémoire de concours de l'an dernier, montré que l'empoisonnement chronique par le plomb peut déterminer des phénomènes d'incoordination motrice très-marqués, susceptibles de guérir par un traitement convenablement dirigé ; il importe d'être prévenu de ce fait, qui, quelquefois, si les phénomènes moteurs étaient prédominants dans un côté du corps, pourrait donner lieu à un diagnostic différentiel avec l'hémi-chorée symptomatique.

Certaines paralysies saturnines, comme nous l'avons établi avec M. Vulpian, sont d'origine centrale ; elles tiennent à une lésion de la moelle (cornes antérieures) ; peut-être, dans ces cas d'ataxie saturnine, y a-t-il quelques modifications dans la structure des cordons postérieurs.

OBSERVATION XLII.

ENCÉPHALOPATHIE SATURNINE. ATAXIE.

Josselin Léopold, 42 ans, fumiste, entré le 8 avril 1874, salle Saint-Raphaël, n° 11.

Renseignements. — Pas d'antécédents de famille. Il n'a pas, avant sa maladie actuelle, été sérieusement indisposé ; pas de syphilis, pas d'alcoolisme. Le malade, fumiste de sa profession, a commencé à travailler à la fabrique de plomb à Clichy, à la fin du mois de janvier dernier jusqu'au 25 mars ; il n'y avait jamais travaillé auparavant. Vers la fin de son séjour, il eut une attaque de coliques qui dura du 20 mars au 3 avril. Cinq jours après le début de sa colique, le 25 mars, une attaque d'encéphalopathie saturnine se déclara ; il était en train de se laver les mains, lorsqu'il tomba en perdant connaissance ; il eut ensuite des mouvements convulsifs ; cette attaque dura deux heures.

Quatre ou cinq jours après, nouvelle attaque semblable à la première ; elle ne dura qu'une heure. Il cessa alors complétement de travailler dans le plomb. Jusqu'alors les accidents plombiques s'étaient bornés aux deux attaques mentionnées, et à un certain degré d'affaiblissement musculaire, limité au membre supérieur, et dont il s'était bien rendu compte.

Le 2 *avril*, il remarqua qu'il ne pouvait plus guère se servir de ses membres supérieurs pour manger ; lorsqu'il voulait porter à sa bouche un verre par exemple, les bras étaient agités de secousses telles, qu'il ne pouvait boire ; outre l'incoordination motrice, la faiblesse musculaire était très-prononcée.

Le lendemain, il éprouva quelques fourmillements très-peu marqués dans les membres inférieurs ; la marche était encore à peu près normale. Au bout de quatre jours, le malade ne put marcher que difficilement ; il était obligé de s'appuyer sur un objet quelconque pour ne pas tomber, en même temps il ressentit des troubles du côté de la tête, il eut des maux de tête assez violents avec diminution de la vue et de l'ouïe, surtout à gauche. A mesure que les troubles de la marche se prononçaient davantage, les mouvements d'incoordination des membres supérieurs devenaient moins prononcés ; aussi le malade voyant cela, se décida à entrer à l'hôpital, surtout à cause de sa marche.

Etat actuel. — Hémicrânie du côté gauche assez forte, s'étendant au côté correspondant de la face, et présentant des exacerbations nocturnes.

Pas de déviation des traits ; léger degré d'anesthésie à gauche. Pas de paralysie des muscles de l'œil ; la pupille gauche est plus dilatée que la droite. L'ouïe est fortement diminuée à gauche, la malade éprouve aussi, depuis huit jours, dans cette oreille, des bourdonnements. Pas de tremblement de la langue ; liseré plombique sur les gencives.

Motilité. Membres supérieurs. — Dans les deux bras on trouve une diminution considérable de la force musculaire ; cette diminntion est plus marquée à gauche qu'à droite. Les masses musculaires ne paraissent pas avoir subi de diminution appréciable : au niveau des dernières vertèbres cervicales et des premières dorsales, la pression provoque une douleur assez intense (point d'hyperesthésie).

Dans les deux membres, il existe de l'incoordination motrice assez marquée, du côté gauche surtout ; le malade ne peut pas, les yeux étant fermés, porter la main sur un point de la face, sans tâtonnements ; dans les deux bras, analgésie au pincement et à la piqûre, surtout à gauche,

Dynamomètre, main droite........ 35
     —   — gauche........ 35

Membres inférieurs. — Incoordination motrice très-apparente, dans les mouvements des deux jambes. Lorsque le malade veut exécuter un mouvement, il n'y a pas d'adaptation exacte de l'effort musculaire au but à atteindre ; la marche est très-difficile ; il frappe le sol du talon en jetant les jambes en avant lorsqu'on lui fait fermer les yeux ; il chancelle, et il tomberait s'il ne trouvait à côté de lui un point d'appui.

Sensibilité. — Il existe à la jambe gauche deux zones douloureuses, au niveau des articulations du cou-de-pied et du genou ; en outre, il y a anesthésie des deux jambes, surtout à gauche ; anesthésie au contact, à la température, à la douleur. Les membres inférieurs sont le siège d'une excitation réflexe intense, mise en jeu par la pression des parties douloureuses ; cette excitabilité est surtout marquée à gauche. Les jambes ne sont pas diminuées de volume ; il n'y a pas de contracture ; la droite est plus forte que la gauche. Toutes les autres fonctions s'accomplissent normalement.

Marche. Traitement. Ioduré de potassium, 1 gramme; bains sulfureux, deux par semaine.

13 *avril.* 2 grammes d'ioduré de potassium. Le malade a éprouvé dans les deux nuits qui viennent de s'écouler, des crampes musculaires spontanées assez fortes, empêchant le sommeil.

Ce matin, à la visite, il n'accuse qu'un peu de céphalalgie; les secousses musculaires ne se montrent qu'après excitation, et seulement du côté gauche; l'incoordination motrice est à peu près la même aux bras et aux jambes.

16 *avril.* La marche est mieux assurée; il y a moins d'incoordination motrice que lors de son entrée; il a cependant de la difficulté à croiser ses jambes l'une sur l'autre; les mouvements ne sont pas coordonnés. L'excitation réflexe si prononcée dans le membre inférieur gauche, a diminué beaucoup; la pression sur les masses musculaires détermine des mouvements réflexes moins prononcés qu'au début. Léger tremblement réflexe de la plante du pied, lorsqu'on fléchit le pied sur la jambe.

L'hyperesthésie, au niveau du genou et du cou-de-pied a disparu, excepté à l'attache du triceps à la rotule. Les membres supérieurs présentent le même degré d'incoordination qu'au début; la force musculaire est en partie revenue à gauche. La céphalalgie, quoique moins forte, persiste encore.

18 *avril.* La marche est plus facile; pourtant elle est encore un peu hésitante et accompagnée d'incoordination et de tremblements, surtout dans la jambe gauche.

20 *avril.* Le malade a été pris dans la nuit, d'une douleur vive au niveau du poignet gauche; on constate, en effet, à la visite du matin, que les articulations carpiennes sont le siége de douleurs provoquées par les mouvements communiqués ou volontaires. Le médius et l'annulaire sont un peu fléchis, et lorsqu'on essaie de les étendre, on provoque des douleurs violentes au niveau du carpe. Léger gonflement à la face dorsale de la main.

22 *avril.* Le gonflement du poignet paraît borné aux gaînes du fléchisseur sublime; il s'étend à 5 ou 6 centimètres au-dessus de l'articulation; la peau est rougé, et la pression est très-douloureuse.

La marche revient peu à peu à l'état normal.

L'incoordination motrice des membres supérieurs est, elle-même, moins prononcée.

1er *mars.* On fait marcher le malade et on constate que l'ataxie des membres inférieurs a disparu à peu près complétement; il traîne encore sa jambe gauche. L'ataxie des membres supérieurs est peu changée, ce dont on s'assure en faisant fermer les yeux au malade et en lui disant de toucher son nez avec l'extrémité du doigt; il vient tomber sur le menton ou sur la joue, puis ensuite il arrive sur le nez. L'incoordination, dans les deux membres supérieurs, est la même.

15 *mai. Examen de la sensibilité.* Aux jambes, il y a diminution de la sensibilité au contact et à la douleur ; il y a inexactitude dans le rapport de la douleur au lieu excité. La température est très-bien appréciée ; le malade en perçoit nettement les différences. Aux bras, diminution de la sensibilité tactile et douloureuse ; conservation de la sensibilité à la température. A la face, la sensibilité ne présente pas de modifications appréciables.

26 *mai.* Le malade part pour Vincennes.

L'état actuel est le suivant ; la marche est normale ; on n'aperçoit aucune trace bien nette d'incoordination ; il semble cependant que le malade élargisse un peu plus sa base de sustentation ; cela n'a pas lieu d'habitude.

Si on le fait regarder en l'air pendant qu'il marche, on ne note aucune trace d'incoordination.

La sensibilité de la jambe gauche est à peu près normale ; un peu d'analgésie à droite ; le contact et la température sont bien moins perçus qu'à gauche. Ces derniers jours, il a eu quelques douleurs spontanées dans les jambes, principalement à gauche.

Membres supérieurs. Lorsque le malade porte son doigt au nez, les yeux étant ouverts, il exécute ce mouvement facilement et sans erreur de localisation. Si, au contraire, les yeux sont fermés, le malade n'exécute plus ce mouvement d'une façon aussi précise ; cependant il y a un grand progrès sur le passé. La sensibilité est un peu modifiée du côté gauche ; la douleur et la température sont bien moins senties qu'à droite.

Les organes des sens et l'intelligence ne présentent rien d'anormal.

Le 13 *juin,* le malade rentre à l'hôpital. Il est mieux sous tous les rapports ; pourtant ses forces ne sont pas encore revenues.

20 *juin.* La marche est à peu près normale ; la jambe gauche est très-légèrement paresseuse ; il n'y a pas d'incoordination du mouvement.

L'incoordination motrice des membres supérieurs a complétement disparu ; on constate cependant un léger degré d'hésitation lorsque, les yeux fermés, le malade cherche à saisir les objets qu'on lui dit de toucher.

Léger degré d'anesthésie dans la jambe gauche. Au membre supérieur, la sensibilité au contact est légèrement diminuée, et l'indication est quelquefois fausse ; pas de thermo-anesthésie.

La force musculaire mesurée avec le dynamomètre donne les résultats suivants :

Main droite.................... 80
Main gauche................... 65

Différence de 50 avec la première mesuration.

29 *juin*. Le malade quitte l'hôpital à peu près complétement guéri ; il faut l'avoir suivi longtemps pour retrouver quoi que ce soit de l'affection pour laquelle il était entré.

RÉFLEXIONS. — Nous noterons dans cette observation :

1° La prédominance des phénomènes à gauche ;

2° L'ataxie très-prononcée des mouvements aux membres supérieurs et aux membres inférieurs ; leur apparition après deux attaques d'encéphalopathie saturnine ; leur disparition a lieu au bout de quatre mois.

Il n'est pas possible, dans le cas particulier, de songer à des phénomènes dus à l'ataxie locomotrice ou à des lésions médullaires quelconques. En effet, il n'y a point de douleurs fulgurantes, en ceinture, de troubles de la vue, etc., dans la première période ; la seconde période n'a pas été franche ; le malade a été ataxique, il n'est jamais devenu paralytique; au contraire, il a guéri et rapidement. Nous sommes donc bien en présence de troubles du mouvement dus à l'intoxication saturnine.

L'ataxie locomotrice peut se montrer chez les ouvriers qui travaillent au plomb, et qui en ont subi les funestes effets, absolument comme chez les autres ; mais, chez eux, la maladie évolue en présentant ses caractères habituels, facilement reconnaissables.

6° Du tremblement hémi-latéral dans la paralysie agitante. — Tremblement sénile. — Hémichorée ordinaire.

S'il est une maladie aujourd'hui bien connue et nettement séparée des autres affections chroniques du système nerveux, dans lesquelles le tremblement constitue le phénomène prédominant du tableau symptomatique, c'est bien la *paralysie agitante.*

Il peut se faire que le tremblement soit sous *forme hémiplégique,* c'est-à-dire qu'il affecte le membre supérieur et le membre inférieur *du même côté*; nous pourrions en rapporter des exemples, car les paralysies agitantes sont nombreuses à la Salpétrière; mais nous craindrions de donner des proportions démesurées à ce travail ; du reste, il suffit de signaler au point de vue du diagnostic, l'existence de cette forme clinique. Elle demande à être différentiée de l'*hémichorée symptomatique*.

Nous rappellerons : 1° que le début de l'affection, quelquefois rapide, est habituellement lent, insidieux ;

2° Que le tremblement est d'abord peu marqué, transitoire, mais que, bientôt, il s'établit définitivement et devient incessant ;

3° Qu'il s'exagère pendant les mouvements volontaires et se calme pendant le repos, pour cesser définitivement pendant le sommeil ;

4° Qu'il est constitué par des oscillations rapides et régulières, entraînant les mains, par exemple, en dedans, en dehors (elles décrivent une courbe elliptique à grand axe vertical); qu'en outre, le pouce peut se mouvoir sur les doigts comme dans l'acte de rouler une boulette de papier (etc.) (Charcot); le pied est souvent agité d'un mouvement semblable à celui accompli dans l'acte de faire mouvoir une pédale.

Le tremblement possible de la langue, l'immobilité du visage et des mâchoires, l'attitude des malades qui paraissent soudés tout d'une pièce, la rigidité des membres trembleurs ; l'impossibilité de l'arrêt et de la marche, quand le malade va devant soi, et surtout derrière soi (rétropulsion), tous ces phénomènes viennent en aide au diagnostic, en supposant que la simple étude du phénomène tremblement ne suffise pas.

Nous devons rappeler encore le cas suivant qui peut se présenter.

Il peut se faire qu'un malade, atteint de paralysie agitante, avec tremblement généralisé de tous les membres, soit frappé d'hémorrhagie cérébrale ; dans le côté hémiplégié, les tremblements cessent complétement ; ils persistent au contraire du côté opposé ; on peut avoir un instant d'hésitation, et se demander si on n'est pas en présence d'une hémichorée symptomatique præ-hémorrhagique ; la considération de la forme du tremblement suffira pour établir le diagnostic différentiel.

Jusqu'à présent, cette affection a déjoué tous les efforts des histologistes ; nous avons fait six autopsies de femmes atteintes de paralysie agitante ; une est morte de pueumonie ; toutes les autres ont succombé après avoir présenté pendant une vingtaine de jours, de la fièvre (40° centigrades dans le rectum), des eschares au sacrum, et, à l'autopsie, on ne trouva rien ; sans doute, il y a eu infection putride par la suppuration des eschares.

L'examen de la moelle épinière, soit à l'œil nu, soit après durcissement, de même que celui du bulbe, et de la protubérance, a montré que toutes ces parties étaient physiologiques. Nous n'avons rien rencontré,non plus,soit du côté des muscles, soit du côté des articulations, pouvant expliquer la rigidité des membres, et cette sorte de soudure générale du corps qui donne aux malades atteints de cette névrose, une démarche si particulière.

La paralysie agitante a été bien souvent confondue avec le *tremblement sénile*, ce mot ne voulant pas dire qu'il n'y a que les vieillards seuls qui le présentent, car des jeunes gens en sont frappés ; mais simplement ceci, que les vieillards le sont plus souvent.

Le véritable *tremblement sénile* occupe la tête et les mâchoires ; comme il est caractérisé par ce fait même, et que bien rarement il gagne les membres, surtout ceux d'un même côté, nous ne faisons que le signaler.

Le phénomène *tremblement* peut se rencontrer dans bien d'autres affections que celles que nous venons de passer en revue dans cette étude diagnostique ; ainsi le tremblement des *alcooliques*, des *empoisonnements chroniques* (plomb, mercure, arsenic, sulfure de carbone, etc.), de la *paralysie générale*, de la *crampe des écrivains*, celui des états adynamiques, de la convalescence, etc.

Nous laissons de côté toutes ces variétés de tremblements, parce qu'ils n'ont aucun rapport avec les mouvements de l'hémichorée symptomatique ; ils sont très-rarement, sinon jamais, sous forme hémiplégique ; d'ailleurs, tous ont quelque chose de spécial ; ils se montrent en même temps que d'autres symptômes plus fondamentaux, sous l'influence des causes morbides qui les engendrent, symptômes qui suffisent pour les spécialiser.

S'il est possible, et même facile, d'établir le diagnostic de l'*hémichorée symptomatique,* avec les diverses affections qui peuvent la simuler, il ne faut pas oublier que cette hémichorée ressemble absolument à l'*hémichorée ordinaire*, alors que les symptômes (mouvements involontaires) sont bornés à un côté du corps.

A ne considérer que les mouvements, rien ne les différencie de ceux de la *chorée ordinaire*, et d'après les recherches du docteur Moynier, l'hémianesthésie peut exister, comme elle existe presque toujours dans l'*hémichorée symptomatique*; mais dans ce dernier cas, les malades sont âgés, très-généralement ; il y a un début brusque, apoplectique, puis une hémiplégie, incomplète, d'assez longue durée ; les muscles étaient d'abord flasques; ensuite la contracture est survenue, et à ce moment sont apparus les mouvements choréiformes ; de plus, il y a une limitation exacte des désordres moteurs à un côté du corps ; l'autre côté est toujours respecté ; en même temps, existent des troubles de la vue ; il n'y a pas coïncidence d'affections rhumatimales ; la durée de la maladie est indéfinie ; tous ces caractères séparent nettement l'*hémichorée ordinaire*, de l'*hémichorée symptomatique* (même de celle que l'on rencontre dans les cours de certaines tumeurs cérébrales).

Anatomie; Physiologie pathologique.

L'*hémichorée* par lésion organique du système nerveux vient d'être étudiée au double point de vue *symptomatique* et *diagnostique*; nous laisserons de côté l'*étiologie*, car c'est celle de l'hémorrhagie, du ramollissement cérébral, des tumeurs encéphaliques ; il nous faut maintenant, pour compléter l'étude du phénomène, chercher à déterminer à quelles lésions cérébrales il correspond et quelles explications physiologiques en peut en donner. Nous serons forcé d'abandonner le terrain sûr des faits cliniques, de discuter des hypothèses, peut-être d'en proposer.

Comme on le sait, Türck, le premier, indiqua le siége de la lésion dans ces cas où tout un côté du corps a perdu sa sensibilité. M. Charcot précisa davantage. M. Veyssière, dans sa thèse, donne et vérifie les conclusions de M. Charcot, car il a pu, expérimentalement, reproduire l'hémianesthésie.

Dans son cours de 1875, M. Charcot est revenu sur ce sujet et se fondant sur des faits nouveaux, il a formulé cette opinion : que l'hémianesthésie était due à la destruction, par lésion (hémorrhagie ou ramollissement) de la partie postérieure du pied de la *couronne rayonnante*.

Nous avons répété les expériences de Veyssière; comme lui, nous sommes arrivé à produire l'hémianesthésie chez les chiens en ne lésant juste que la partie postérieure du pied de la *couronne rayonnante*.

Quelle est la conclusion possible de ces faits ?

C'est ici que les notions anatomiques vont trouver leur application; une seule peut être formulée : dans cette partie postérieure du pied de la couronne rayonnante existe un carrefour où sont logées toutes les fibres de la sensibilité générale et spéciale, destinées à une moitié du corps; c'est la conclusion de la thèse de M. Lépine.

Voilà un premier point acquis, démontré. Où vont toutes ces fibres de la sensibilité générale et spéciale? Ici commence l'hypothèse ; très-probablement, elles se rendent aux couches corticales du *lobe occipital*, du moins c'est là ce qu'enseignent l'anatomie et l'histologie, mais tant qu'on n'aura pas donné une observation d'hémianesthésie, par *destruction totale* du lobe occipital, ce fait *restera une hypothèse*. Nous ferons remarquer immédiatement que la solution du problème physiologique a d'abord été donnée par la clinique ; ce n'est qu'en se fondant sur les inductions légitimes qu'elle a fournies qu'on a pu la reproduire expérimentalement.

Il faut bien insister sur ce point, pour accorder au symptôme hémianesthésie toute la valeur qu'il mérite, c'est *qu'il est rare* ; les statistiques le prouvent ; donc rien de commun comme l'hémiplégie liée à une lésion cérébrale, rien de rare comme l'*hémianesthésie* accompagnant ces hémiplégies; et, aussi rare est l'hémichorée ; or, ces deux phénomènes *hémichorée* et *hémianesthésie* sont souvent liés l'un à l'autre, mais non pas nécessairement; donc, puisqu'ils peuvent exister séparément, on peut en conclure *à priori*, que les lésions qui leur donnent naissance ne siégent pas au même point, et cependant elles doivent être très-rapprochées, à cause de la coexistence fréquente des deux symptômes.

Pour arriver à la solution de cette question : *Siége de l'hémichorée symptomatique,* nous considérerons d'abord les autopsies rapportées dans les observations, et ensuite, le résultat des expériences que nous avons faites sur les chiens.

Le problème anatomo-pathologique est loin d'être aussi simple qu'il le paraît au premier abord, et cela dépend de la complexité des lésions ; celles à foyers bien circonscrits sont en effet, l'exception.

Quels sont ces foyers ? Ils sont représentés par des *cicatrices ocreuses*, indices d'anciennes hémorrhagies cérébrales ou par des lacunes ou par de vieux ramollissements, plus ou moins étendus, facilement reconnaissables à l'examen direct et encore mieux à l'examen histologique.

Quelles sont ces parties ? Il faut noter d'abord que les ganglions centraux, dans presque toutes les observations, ont été trouvés sains ; la partie postérieure de la *couche optique,* la queue du *noyau caudé,* quelquefois un tubercule quadri-jumeau, étaient lésés, mais très-peu ; le foyer principal atteignait toujours le pied de la *couronne rayonnante* dans sa partie postérieure, absolument comme dans l'hémianesthésie.

Nous avons pu, grâce à l'obligeance de M. Vulpian, comparer *trente-cinq* observations d'hémorrhagie ou de ramollissement de la couche optique ; nous n'avons trouvé que quatre cas d'*hémichorée*, et alors la lésion intéressait *le pied de la couronne rayonnante, partie postérieure* ; dans toutes les autres, on a observé les symptômes de l'hémiplégie vulgaire, avec des déviations des globes oculaires, quelquefois ; mais, c'est là sortir de mon sujet; pourtant, de ces observations il ressort cette conclusion que la couche optique doit être mise hors de cause.

Nous en dirons autant de l'extrémité postérieure du noyau caudé, et du tubercule quadrijumeau ; ces lésions sont insignifiantes, et elles sont loin d'*être constantes.*

Il reste donc la lésion *de la partie postérieure du pied de la couronne rayonnante,* comme pour l'hémianesthésie ; mais, quel est le faisceau qui, *détruit, irrité* ou *comprimé,* produit l'*hémichorée?* Est-ce le même que celui de l'*hémianesthésie.* Non probablement, puisque ces deux symptômes peuvent exister isolément? Les deux faisceaux, puisqu'ils sont distincts, sont-ils éloignés l'un de l'autre? ils doivent être voisins, car les deux symptômes existent souvent simultanément.

M. Charcot, dans sa leçon sur l'*hémichorée symptomatique,* a indiqué comme siége probable de ce faisceau, les fibres qui, dans la couronne rayonnante, se trouvent à côté et en avant de celles servant de voies aux impressions sensitives ; c'est la conclusion à laquelle nous avons été conduit par l'étude attentive des nécropsies rapportées plus haut.

Dans presque toutes les autopsies, il est expressément noté que le *pulvinar,* partie postérieure de la couche optique, est détruit, ainsi que les fibres de la couronne rayonnante qui abordent cette partie de la couche optique, et celles qui en partent ; en même temps, est lésé l'ensemble du faisceau en rapport avec cette partie postérieure de la couche optique, et dont les fibres précédentes ne sont qu'une émanation.

Voilà, nous croyons, le faisceau dont la lésion (section, compression, irritation) produit l'hémichorée symptomatique.

Nous devons, comme complément d'étude de *cette détermination anatomo-pathologique,* donner le résultat de nos expériences sur les animaux.

Nous nous sommes servi du même appareil que M. Veyssière ; voici comment nous avons procédé : nous avons mis à nu, dans une étendue très-limitée, la surface externe de la paroi crânienne, au niveau *de l'angle postérieur de l'apophyse zygomatique* ; avec un perforateur, nous faisons une petite ouverture de quelques millimètres de diamètre seulement ; par cette ouverture, nous introduisons un petit trocart contenant dans son intérieur un ressort de montre dont on peut faire sortir une quantité déterminée, et facilement calculable ; nous donnons à l'instrument une direction en rapport avec la ligne oblique qui va de l'angle postérieur de l'apophyse zygomatique, à l'angle externe de l'œil ; après avoir enfoncé de deux centimètres dans la substance cérébrale, nous faisons sortir le ressort de montre de quelques millimètres, et nous lui faisons décrire dans l'intérieur du trocart, restant fixe, plusieurs mouvements circonférentiels ; nous lésons ainsi, quand l'opération a été bien faite, la partie postérieure de la couche optique, dans une très-petite étendue, et nous détruisons tout le faisceau de la capsule interne, en rapport avec cette partie postérieure ; les autres lésions sont insignifiantes, car le trocart est presque capillaire, et à l'autopsie c'est à peine si l'on retrouve la trace de son passage.

Voici les phénomènes que l'on observe. Immédiatement après l'opération (nous devons déclarer que dans les premières, nous tuions invariablement les chiens, parce que nous pénétrions trop profondément), survient une sorte d'état apoplectique, qui dure de 5 à 45 minutes ; la respiration est entrecoupée ; l'animal, sans mouvement et dans le coma ; puis, au bout de ce temps, ou bien après une demi-heure, une heure, dans les membres (antérieurs et postérieurs) du côté opposé à la lésion, apparaissent des secousses involontaires, occupant surtout les muscles de la cuisse et de l'épaule ; chez quelques-uns, il y a eu des mouvements de flexion et d'extension des pattes ; ces mouvements ont duré de deux à six jours ; nous n'avons pas encore pu garder un animal plus longtemps.

Chez la plupart, en même temps que ces mouvements dans les membres antérieurs et postérieurs du même côté, on observait de semblables contractions musculaires dans *les muscles de la cuisse*, du côté opposé, mais moins fortes.

Pendant le repos, ces contractions musculaires diminuent beaucoup ; elles augmentent au contraire pendant la marche.

Sur six chiens qui ont présenté ces mouvements, quatre étaient anesthésiques du même côté.

Nous ne sommes pas arrivé à produire d'hémiplégie flasque ; on le sait, ce résultat ne s'obtient jamais chez le chien ;

un certain temps après l'opération, la marche est possible ; le lendemain les chiens pouvaient courir ; mais en marchant, l'un d'eux jetait le membre antérieur du côté apposé à la lésion, en dehors, comme par une sorte de mouvement involontaire.

Nous avons pu expérimentalement, en lésant une partie déterminée de la capsule interne et de la couche optique, produire dans les membres du côté opposé des mouvements involontaires, ayant duré plusieurs jours et qui probablement auraient persisté beaucoup plus longtemps si les animaux n'étaient pas morts ; à ce point de vue, les expériences doivent être complétées.

Nous ne voulons rien conclure de plus ; sont-ce là des mouvements analogues à ceux de la chorée chez l'homme ? Mais la chorée du chien n'existe pas, et ce que l'on décrit sous ce nom, ressemble bien plus à la paralysie agitante, et, comme dans cette dernière maladie, les lésions sont encore à trouver ; nous ne sommes donc pas autorisé à dire que nous avons produit *des mouvements choréiformes*, mais simplement que nous avons donné lieu par une lésion déterminée de l'encéphale, à des mouvements involontaires, persistants, mouvements analogues jusqu'à un certain point, à ceux de l'hémichorée symptomatique.

Nous fondant sur ces faits expérimentaux et sur le résultat des autopsies, nous croyons pouvoir conclure : que la lésion de *l'ensemble du faisceau qui, dans le pied de la couronne rayonnante se trouve en avant, en dehors des fibres sensitives, et qui se compose des masses blanches en rapport avec la partie postérieure de la couche optique, produit, par compression, par irritation, ou par déchirure, l'hémichorée symptomatique.*

Sans doute, les observations de tumeurs cérébrales ayant eu comme symptôme, dans le cours de leur évolution, des mouvements choréiformes, n'ont pas absolument la rigueur scientifique désirable ; cependant le siége est bien généralement la partie postérieure de la *couche optique ;* quant à la compression par un foyer hémorrhagique ou à la déchirure de ces fibres, le fait nous paraît prouvé.

Est-ce dans ce faisceau de fibres lui-même, que réside la *propriété physiologique* en vertu de laquelle une lésion peut produire l'*hémichorée* ; et, cette *propriété physiologique* quelle est-elle ?

Pour la première question, nous nous trouvons en présence d'une hypothèse probable, semblable à celle faite pour l'hémianesthésie ; peut-être les fibres du *faisceau hémichoréique* vont-elles se distribuer à la couche corticale, vers les *centres moteurs* ? mais nous n'en savons rien.

Quelle est la propriété physiologique de ce faisceau ? Nouvelle hypothèse ; on n'en sait rien, pas plus que l'on ne connaît sa destination définitive, comme rapports à la périphérie du cerveau.

Donc, il existe pour un côté du corps, dans le pied de la couronne rayonnante, un faisceau doué de propriétés telles, que ce faisceau étant irrité, comprimé ou détruit, il s'en suit des mouvements choréiques, sans doute parce que ce faisceau est coordinateur du mouvement.

Nous pouvons maintenant interpréter les trois observations qui se trouvent à la fin de celles relatives à l'*hémichorée symptomatique des tumeurs*, celles de MM. Morat, Bouchut et de l'auteur anglais.

Le malade de M. Morat était un syphilitique ; on peut supposer l'existence d'une tumeur siégeant au niveau de la couche optique, ou bien, une lésion de la substance corticale de l'hémisphère, semblable à celles qui, chez certains syphilitiques, produisent des épilepsies partielles (du bras, de la jambe) ; probablement parce que les centres moteurs de ces parties sont intéressés, ces épilepsies sont curables ; l'*hémichorée*, dans ce cas, l'est sans doute.

Dans les observations de M. Bouchut et Handfield Jones nous voyons l'hémichorée apparaître à la suite d'une chute, et cette hémichorée a guéri assez rapidement ; la dernière observation est moins probante, parce que le malade était en même temps saturnin ; de plus, les mouvements choréiformes étaient généralisés ; sans doute, il y a eu compression du pied de la couronne rayonnante par un caillot qui se sera résorbé.

En résumé et comme conclusion définitive, l'*hémichorée*

symptomatique, dans les cas observés jusqu'à présent, et dans les faits expérimentaux, résulte d'une lésion d'un faisceau particulier du pied de la couronne rayonnante; faisceau placé en avant, en dehors du faisceau sensitif et en rapport avec la partie postérieure de la couche optique qu'il couvre de ses fibres; nous rappelerons en outre que ce faisceau correspond exactement à la distribution de l'artère optique postérieure, branche de la cérébrale postérieure.

EXPÉRIENCES.

1° Chien boule-dogue, 2 ans, opéré à 5 heures du soir, le 7 juillet. Sterter apoplectique ayant duré six minutes. Quelques convulsions. Au bout d'une douzaine de minutes, efforts de vomissements ; puis bientôt apparaissent, dans le membre antérieur et dans le membre postérieur du *côté droit*, des contractions involontaires des muscles de la cuisse ; puis après quelques minutes, des contractions des muscles de l'épaule.

Au bout d'une demi-heure, ces mouvements involontaires se sont considérablement accentués ; de temps à autre, il y a flexion de la jambe sur la cuisse ; abduction et adduction de la patte.

Au bout d'une heure, le tremblement a gagné le membre postérieur du côté opposé, mais moins accusé qu'à droite.

Deux heures après, les mouvements involontaires persistent, et ils sont toujours très-forts.

Le lendemain matin, hémianesthésie ; les secousses musculaires existent encore ; elles sont moins prononcées ; le chien étant promené pendant quelques minutes, elles reparaissent aussi fortes que la veille.

Soir. Même état.

Le second jour, le chien est très-abattu ; il peut à peine se traîner ; encore quelques secousses convulsives.

Il meurt vers 2 heures de l'après-midi.

Autopsie faite immédiatement après la mort.

Point de lésions des méninges ; point d'hémorrhagies méningées.

On aperçoit à la partie postérieure du lobe sphénoïdal, la petite ouverture par laquelle a pénétré le trocart.

Lésion étendue de un centimètre environ, d'avant en arrière, ayant intéressé la partie postérieure de la couche optique et le pied de la couronne rayonnante à gauche.

Un peu d'hémorrhagie dans la 3e ventricule.

Rien à noter dans les autres parties.

II. *Chien mâtin*, 18 mois environ. Opéré le 11 juillet. Bien portant avant l'opération.

Les phénomènes du tremblement convulsif ont commencé 40 minutes après l'opération, et ont duré trois jours entiers, avec les alternatives indiquées pour l'autre chien.

Hémianesthésie.

A l'*autopsie*, mêmes lésions, un peu moins étendues ; point d'hémorrhagies ventriculaires.

III. *Chien mâtin*, 3 ans.

Opéré le 13 juillet, mort le 17 juillet.

Mêmes phénomènes convulsifs ; point d'hémianesthésie.

L'*autopsie* montre la destruction totale de la couche optique ; le pied de la couronne rayonnante est très-peu intéressé, excepté à son point de contact avec la couche optique.

IV. *Chien boule dogue*, 2 ans. Opéré le 15 juillet. Mort le 17 juillet. (Id.)

V. Chien boule dogue, 4 ans. Opéré le 21 juillet. Mort le 27 juillet.

Ce chien a vécu six jours, et, pendant ces six jours, il a présenté un tremblement convulsif très-fort du côté droit (la lésion avait été faite à gauche), et des secousses musculaires dans la cuisse gauche, mais bien moins marquées qu'à droite. Hémianesthésie.

La lésion comprenait toute la couche optique et la presque totalité du pied de la couronne rayonnante.

Les secousses convulsives s'exagéraient beaucoup quand le chien venait de courir un peu , en marchant, il fauchait du membre antérieur droit, et sa patte était portée en dehors par un mouvement d'abduction involontaire.

VI. *Chien mâtin*, 4 ans. Opéré le 24 juillet. Mort le 27 juillet.

Le coma, chez ce dernier, a duré plus d'une heure ; les secousses convulsives ne sont survenues que le lendemain matin ; d'ailleurs elles ont été peu marquées.

La lésion était presque nulle au niveau de la partie postérieure de la couche optique, de plus il y avait une légère hémorrhagie ventriculaire.

Ces expériences ont été reprises par M. Laborde, et nous en avons fait de nouvelles. M. Laborde a produit, comme nous, des mouvements choréiformes, en lésant les parties indiquées plus haut ; sont-elles plus concluantes ? Nous n'oserions l'affirmer, car il est un fait bien démontré, c'est la rapide apparition des mouvements convulsifs des membres chez le chien, par toute opération un peu grave sur le cerveau ; pourtant nous avons eu, quand la lésion portait sur le pied de la capsule interne, des mouvements choréiformes, toujours prédominant dans le côté opposé à la lésion.

Valeur diagnostique et pronostique de l'hémichorée symptomatique.

Des faits étudiés précédemment, il résulte que l'hémichorée, par lésion cérébrale, précède, accompagne ou suit l'hémorrhagie ou le ramollissement cérébral, ou bien qu'elle se rencontre dans l'atrophie cérébrale ou dans les tumeurs intra-crâniennes ; l'anatomie pathologique montre le siége, toujours le même, de la lésion productrice du phénomène ; donc, lorsque, dans le cours d'une de ces maladies, on verra apparaître les mouvements de l'hémichorée, on pourra préciser, par avance, le siége du foyer ou de la tumeur ; voilà un premier point.

Si l'hémichorée est *post-hémorrhagique*, si elle s'est établie assez longtemps après l'attaque apoplectique, on peut affirmer qu'elle durera toute la vie ; elle est alors d'un signe pronostique fâcheux, car elle indique l'incurabilité de ces mouvements involontaires ; et, en effet, le faisceau conducteur de la capsule interne a été détruit ; il ne se réparera pas.

Præ-hémorrhagique. L'hémichorée peut être le signe précurseur de l'attaque de ramollissement ou d'hémorrhagie cérébrale, et nous ajouterons que ces cas sont presque toujours mortels.

Relativement à l'atrophie cérébrale ou aux tumeurs, l'hémichorée est un symptôme surajouté pouvant servir au diagnostic du siége, en même temps qu'il devient le complément des autres symptômes ; et, comme on le sait, ce n'est que par la considération de l'ensemble symptomatique qu'on arrive à la détermination de ces maladies.

Dans ce cas, l'hémichorée est un phénomène grave, de fâcheux augure pour le diagnostic, au moins pour les tumeurs.

En somme, l'hémichorée symptomatique a une très-grande valeur au point de vue de la localisation du siége ; elle peut être l'avant-coureur d'une attaque apoplectique ; et, pour le pronostic, il importe également de prendre ce phénomène en considération.

CONCLUSIONS.

Siége probable de certaines lésions, non encore déterminées au point de vue de leur nature, dans le saturnisme chronique (forme hémiplégique, ataxique et choréique); dans l'hystéro-épilepsie ; dans l'hémichorée vulgaire. — Pathogénie de quelques tremblements. — Fonctions des couches optiques.

L'ensemble des faits contenus dans ce travail peut, nous croyons, nous permettre de formuler les conclusions suivantes :

1° Après avoir, dans un premier chapitre, rappelé les notions anatomiques indispensables pour la facile exposition des faits cliniques liés quelquefois à des lésions ayant pour siége l'insula de Reil, et les parties profondes qui y confinent (capsules internes, ganglions cérébraux), nous avons, dans un second chapitre, montré quel était, pour M. Charcot, le. siége exact du faisceau sensitif dont la lésion produit l'hémianesthésic totale de tout un côté du corps, sens compris.

Nous avons ensuite rappelé que cette hémianesthésie nc différait pas de celle des *saturnins*, frappée d'*hémiplégie saturnine*, ni de celle des hystéro-épileptiques, *hémianesthésiques* et *ovariennes*.

Si donc, il en est ainsi, peut-être n'y a-t-il pas de témérité à conclure que des phénomènes aussi semblables, doivent être produits par des lésions sans doute de *nature différente* (les autopsies sont muettes à cet égard), mais ayant probablement le même siége ; ou la *partie postérieure du pied de la couronne rayonnante*, ou le *lobe occipital*, dans lequel ces fibres paraissent toutes se rendre ; nous avons été précédé dans cette voie par MM. Rendu et Lépine.

2° Le troisième chapitre est consacré à l'étude complète de l'hémichorée, causée par une lésion cérébrale; le docteur Moynier a noté, dans plusieurs cas d'hémichorée ordinaire, l'hémianesthésic; Trousseau, Grisolle, l'ont également signalée. M. Lasègue en a eu (1875) un cas dans son service·

L'*hémichorée ordinaire* peut donc, symptomatiquement, ne pas différer de l'*hémichorée due à des lésions cérébrales.*

Le siége de l'*hémichorée cérébrale* étant déterminé, on peut dire que très-vraisemblablement celui de l'*hémichorée vulgaire* est le même ; quant à la nature de la lésion, elle n'est pas connue.

Les auteurs anglais ont tenté de résoudre le problème du siége de la chorée ; ils ont fait fausse route, parce qu'ils ont abordé la question par son côté jusqu'à présent insoluble. Parmi eux, Tuckwell est celui qui est allé le plus loin ; et, chose curieuse, il rapporte plusieurs observations d'*hémichorée ordinaire* avec *rhumatisme, endocardite, embolie de l'artère optique postérieure,* précisément celle dont la lésion détruit le faisceau qui probablement est le siége de l'*hémichorée cérébrale.* Voici le résumé de l'une de ces observations :

Embolie de la division de l'artère cérébrale postérieure qui se rend à la partie postérieure de la couche optique.

Enfant âgé de 13 ans ; entré à l'hôpital le 17 avril 1869 et mort le 6 juin 1869.

Attaque de rhumatisme articulaire aigu.

Endocardite. Chorée générale de plus en plus intense, mort dans le coma.

Autopsie. L'artère cérébrale postérieure gauche, à partir de la troisième division, est obstruée par un caillot fibrineux ; un ramollissement blanc occupe la *couche optique et la substance blanche postérieure ;* la lésion par conséquent était d'un seul côté.

Ce fait n'est pas parfaitement explicite, mais nous ferons remarquer qu'il date de 1869, époque à laquelle l'attention n'était pas attirée vers l'étude de ces phénomènes ; s'il se confirmait par de nouvelles autopsies, il viendrait singulièrement fortifier l'hypothèse que nous soulevons, et cependant la chorée était généralisée.

Sans doute, tous les cas d'hémichorée ou de chorée vulgaire ne sont pas accompagnés d'hémianesthésie, et nous avons fait voir que dans l'hémichorée symptomatique, il n'y avait pas nécessairement l'hémianesthésie ; l'absence de ce dernier phénomène n'enlève donc aucune valeur à l'hypothèse, qui place le siége de la chorée dans un point déterminé du cerveau, mais, ce n'est qu'une hypothèse soutenable et, dans tous les cas, plus facile à justifier que toutes celles données jusqu'à présent sur le siége de cette maladie.

On a dit que la lésion de la cérébrale postérieure suffisait pour produire l'hémichorée, quand l'artère optique postérieure est intéressée ; cela est vrai, mais quand elle ne l'est pas, le lobe occipital peut être détruit sans que l'hémichorée en soit la suite.

3° L'étude diagnostique de l'*hémichorée symptomatique* nous a conduit à passer en revue un certain nombre de *tremblements* qui peuvent être confondus avec les *mouvements choréiformes* ; nous aons cherché à mettre en relief ce fait clinique que chez les hémiplégiques *trembleurs*, comme dans les cas d'atrophie cérébrale avec *tremblement*, dans les myélites chroniques (sclérose des cordons latéraux, sclérose en plaques), alors que le phénomène *tremblement* est le symptôme principal de la maladie, de même pour le tremblement des hystériques (la lésion de la *paralysie agitante* n'est pas connue ; nos six autopsies, comme celles faites antérieurement, ont été négatives), ce *tremblement* était toujours du à une lésion des *cordons latéraux* de la moelle ; peut-être en cherchant dans cette voie, aura-t-on l'explication anatomique et physiologique de presque tous les *tremblements*.

M. Hallopeau dans sa thèse, M. Charcot, M. Séguin dans les *Archives de physiologie*, ont tenté de donner une explication du *tremblement* dans ces cas où les cordons latéraux sont sclérosés; l'hypothèse suivante de M. Charcot frappe le mieux l'esprit :

« De même que, quand un appareil électrique est composé de fils dont quelques-uns sont altérés, le courant électrique passe par saccades, de même il est probable que la puissance excito-motrice, partant du système nerveux central et traversant un cordon latéral dans lequel des tubes nerveux sont détruits, au lieu d'engendrer un mouvement régulier, celui-ci est saccadé et devient le tremblement. »

4° Nous avons consigné, dans le cours de ce travail, un

grand nombre de faits cliniques et expérimentaux, relatifs à la lésion, circonscrite ou un peu étendue aux parties voisines de la *couche optique ;* le tableau symptomatique, placé en regard des lésions, nous permet d'affirmer que la destruction des *couches optiques,* exactement limitée à ces ganglions, ne détermine que des paralysies de la motilité sans amener la moindre diminution de la sensibilité.

Nous pourrions encore produire, en faveur de cette opinion, *trente-cinq* observations que nous devons à l'obligeance de M. Vulpian ; ce serait donner, à ce travail déjà long, trop d'extension ; elles sont absolument confirmatives des opinions émises dans les leçons sur la physiologie de la *couche optique* (1866). (Leçons sur la physiologie du système nerveux, par A. Vulpian). Todd et Carpenter ont placé le *sensorium commune* dans les *couches optiques ;* pour ces physiologistes, toutes les fibres des faisceaux postérieurs de la moelle allaient se terminer dans ces ganglions ; et, non-seulement ils étaient le centre commun des sensations, mais encore le foyer d'origine des nerfs sensitifs.

Ces idées, combattues par Longet, MM. Vulpian, Bastian, Broadbent, Nothnagel, viennent d'être reprises, tout récemment ,par M. Crichton-Browne. Se fondant sur les expériences de M. Ferrier, et sur les faits cliniques qu'il a observés, ce physiologiste affirme que lors de la destruction de la *couche optique,* ce n'est pas seulement la *sensibilité* qui est abolie, mais aussi l'*excitabilité réflexe* ; cette opinion est absolument en désaccord avec celle que nous avons émise plus haut ; la lecture attentive du travail de M. Crichton-Browne n'a pas changé la nôtre, et nous sommes absolument convaincu que dans tous les cas qu'il cite, il y a eu compression, par le sang épanché, du faisceau *de la capsule interne* qui renferme toutes les fibres de sensibilité d'une moitié du corps ou du pédoncule cérébral correspondant ; la *couche optique* n'a rien à voir dans la *perte de la sensibilité.*

5° Nous avons montré, par des exemples, comment le *saturnisme chronique* pouvait, à la suite des attaques d'encéphalopathie, produire des troubles des mouvements (forme *ataxique*, forme *choréique*), guérissant, le plus généralement, sous l'influence du traitement approprié.

PLANCHE I.

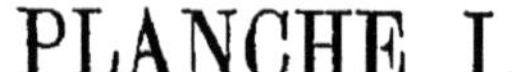

(CAPSULE INTERNE, FACE INTERNE.)

A, — Coupe de la protubérance.

B, — Pédoncule cérébral (Fibres du pédoncule pénétrant directement dans la couche optique.

C, — Fibres de la couche optique allant au noyau extra-venticulaire du corps strié, et à la capsule interne.

D, — Faisceau postéro-externe, qui, du pédoncule, contourne la partie postérieure de la couche optique, et va se mettre en communication avec elle supérieurement.

E, — Fibres allant de la couche optique au noyau extra-ventriculaire du corps strié.

F, — Chiasma des nerfs optiques.

G, — Noyau intra-ventriculaire du corps strié.

H, — Débris du corps calleux après l'incision.

I, — Couches optiques.

K, — Circonvolution du corps calleux.

L L, — Tubercules quadrijumeaux.

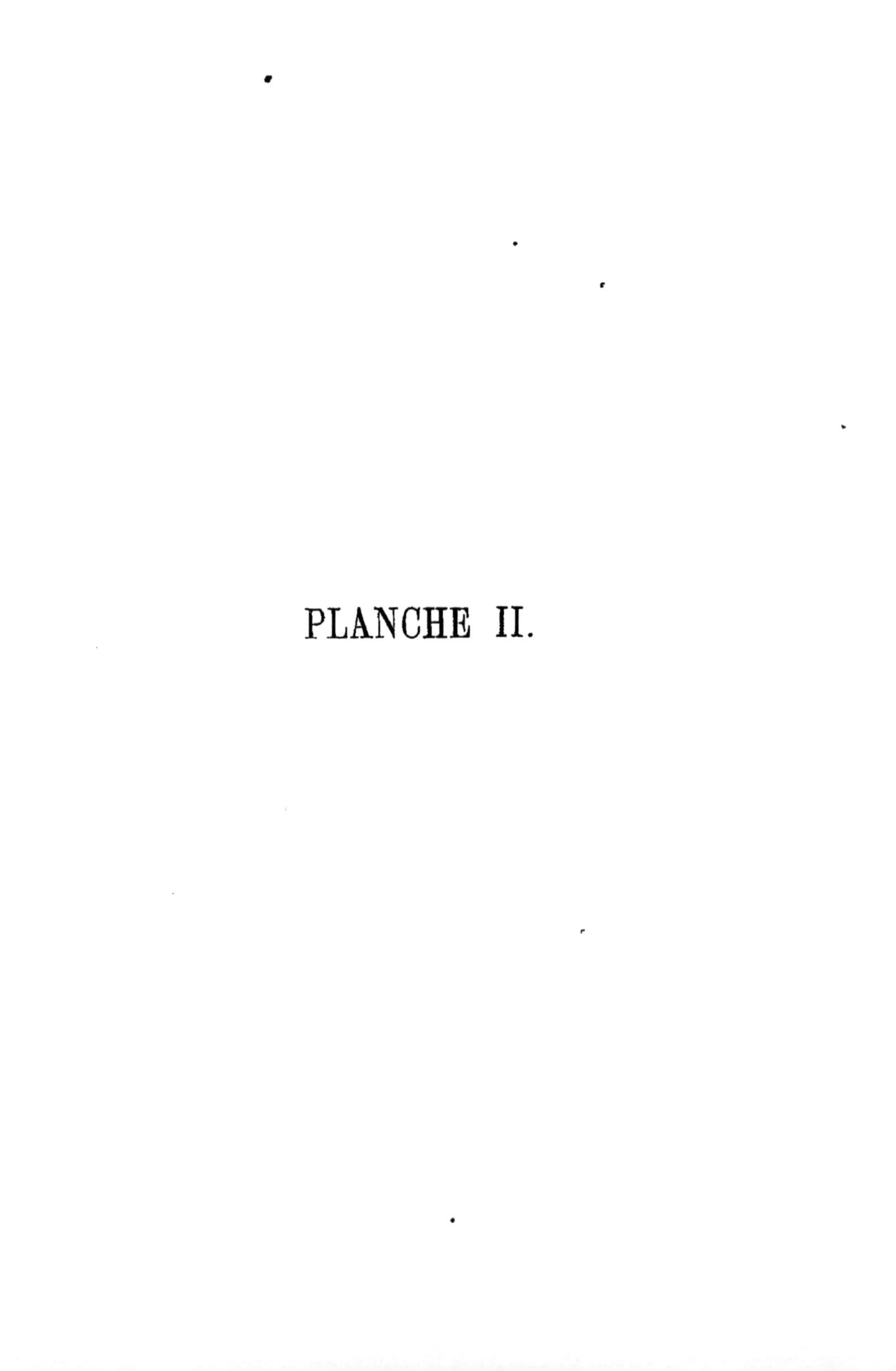

PLANCHE II.

(Capsule interne, face externe.)

A, — Fibres rayonnantes.
B, — Pied de la capsule interne.
C, — Capsule interne (face externe).

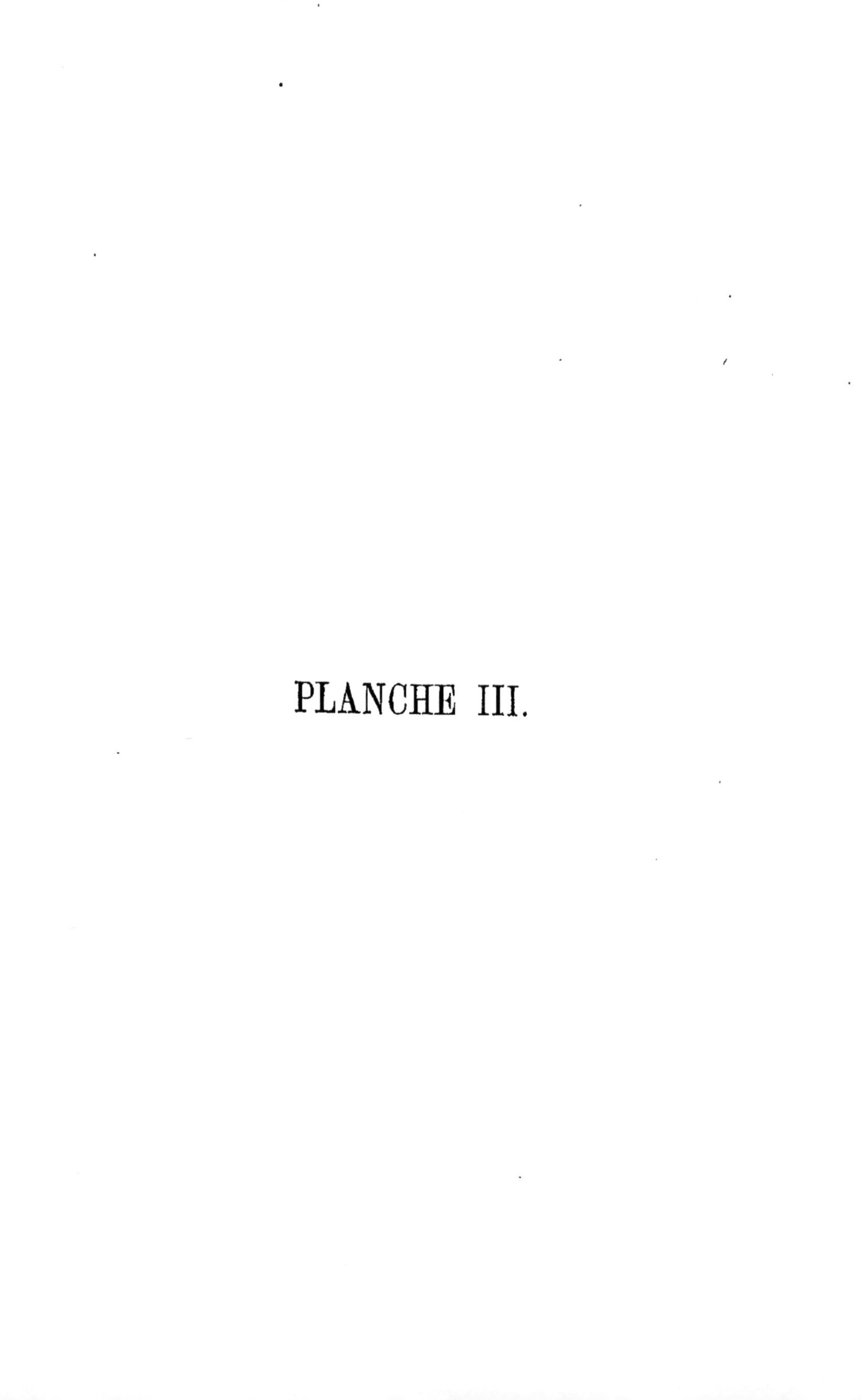

PLANCHE III.

Fig. 1. — (Siége de l'*hémianesthésie*).

A, — Foyer hémorrhagique récent comprimant le pied de la couronne rayonnante.

B, — Noyau extra-ventriculaire du corps strié.

C, — Capsule interne.

D, — Noyau intra-ventriculaire.

Fig. 2. — (Siége de l'*hémichorée*.)

A, — Foyer ocreux tenant sous sa dépendance l'ancienne hémiplégie.

B, — Tubercules quadrijumeaux.

C, — Couches optiques.

D, — Noyau caudé.

E F, — Autres foyers anciens.

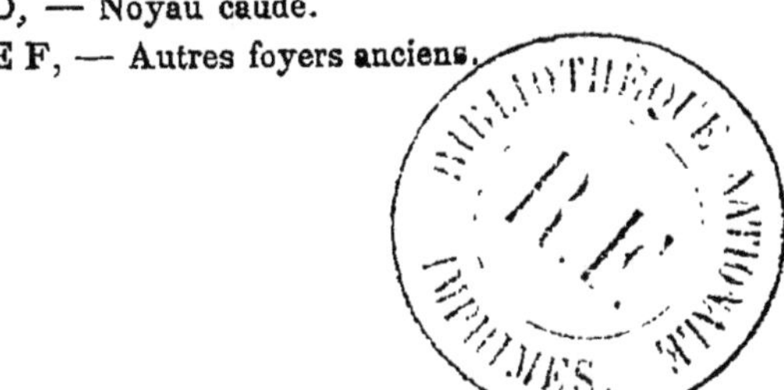

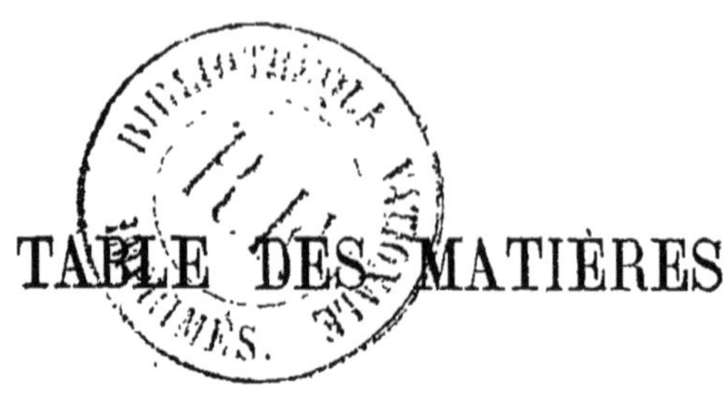

TABLE DES MATIÈRES

Versailles. — Typ. Cerf et Fils, 59, rue du Plessis.

Aux bureaux du **PROGRÈS MÉDICAL**, de midi à cinq heures.

BÉTOUS (I.). Etude sur le tabes spasmodique. In-8 de 48 pages. 1 fr. 50

BOURNEVILLE. Recherches cliniques et thérapeutiques sur l'épilepsie et l'hystérie. In-8 de 200 pages avec 5 fig. dans le texte de 3 planches.

BOURNEVILLE. Science et miracle : *Louise Lateau* ou la *Stigmatisée belge*, In-8 de 72 pages avec 2 fig. dans le texte et une eau forte, dessinées par P. Richer. 2 fr. 50. Pour nos abonnés. . . . . 1 fr. 50.

BOURNEVILLE. Notes et observations cliniques et thermométriques sur la fièvre typhoïde. In-8° compacte de 80 pages, avec 10 tracés en chromo-lithographie. . . . . 3 fr

BOURNEVILLE et L. GUÉRARD. De la sclérose en plaques disséminées. Vol. gr. in-8 de 240 p. avec 10 fig. et 1 pl. 4 fr. 50. — Pour nos abonnés. . 3 fr.

BOURNEVILLE et VOULET. — De la contracture hystérique permanente ou appréciation scientifique des miracles de Saint-Louis et de Saint-Médard. In-8°. . . . . 2 f. 50

BUDIN (P.). De la tête du fœtus au point de vue de l'obstétrique. Recherches cliniques et expérimentales. Gr. in-8 de 112 pages, avec de nombreux tableaux, dix figures intercalées dans le texte, 36 planches noires et une planche en chromo-lithographie. Prix : 10 fr. Pour les abonnés du *Progrès* 6 fr. franco.

CHARCOT (J.M.). Leçons sur les maladies du système nerveux, faites à l'hospice de la Salpétrière, recueillies et publiées par BOURNEVILLE. 2ᵉ série : 1° Des anomalies de l'ataxie locomotrice. In-8° de 72 pages avec cinq figures dans le texte et une planche en chromo-lithographie, 2 francs. Pour les abonnés du *Progrès Médical*, 1 fr. 25 c. *franco*. — 2° De la compression lente de la moelle épinière. In-8° de 72 pages, avec figures et 2 planches en chromo-lithographie, 2 fr. 25. Pour les abonnés du *Progrès Médical*, 1 fr. 25. — 3° Des amyotrophies, in-8 de 112 pages avec 23 fig. dans le texte et 2 pl.. 4 fr. Pour nos abonnés, 2 fr. 50. — Les trois fascicules, pour les abonnés, *franco* : 4 fr. 75

DU BASTY. De la piqûre des hyménoptères porte-aiguillon. Gr. in-8 de 44 pages. 1 fr. 25. Pour les abonnés du *Progrès*, 0 fr. 80 c.

FARABEUF (L.-H.). Réformes à apporter dans l'enseignement pratique de l'anatomie. Gr. in-8 de 28 pages, 75 cent.

FERRIER. Recherches expérimentales sur la physiologie et la pathologie cérébrales. Traduction avec l'autorisation de l'auteur, par H. DURET, interne des hôpitaux. In-8° de 74 p. avec 11 fig. dans le texte, 2 fr. Pour nos abonnés. 1 f. 25.

HAYEM (G.) Leçons cliniques sur les manifestations cardiaques de la fièvre typhoïde, recueillies par Boudet de Paris. In-8 de 88 pages avec 5 fig. 2 fr. 50. Pour les abonnés. . . . . 1 fr. 50.

LANDOUZY (L.). Trois observations de rage humaine ; réflexions. In-8° de 16 pages. . . . . 50 cent.

LIOUVILLE (H.) Contribution à l'étude de la paralysie générale progressive des aliénés. In 8°. . . . . 40 cent.

LIOUVILLE (H.). Nouveaux exemples de lésions tuberculeuses dans la moelle épinière. In-8. . . . . 40 cent.

MARSAT (A.). Des usages thérapeutiques du *nitrite d'amyle*. In-8 de 48 pages. 1 fr. 25. Pour nos abonnés, 80 cent., franco.

TERRILLON. Des troubles de la menstruation après les lésions chirurgicales, ou traumatiques. In-8 de 22 pages, 60 cent. Pour les abonnés du *Progrès* : 40 c.

THAON (L.). Recherches cliniques et anatomo-pathologiques sur la tuberculose. Grand in-8° de 112 pages, avec 2 planches en chromo-lithographie, 3 fr. 50. Pour nos abonnés. . . . . 2 fr. 50.

VERSAILLES. — IMPRIMERIE CERF ET FILS, 59, RUE DU PLESSIS.